Daniela Triebsch

„Sie wollen mich doch vergiften!"

Der ganz normale Wahnsinn in der Altenpflege

Mit Tipps für die Berufspraxis

W0178454

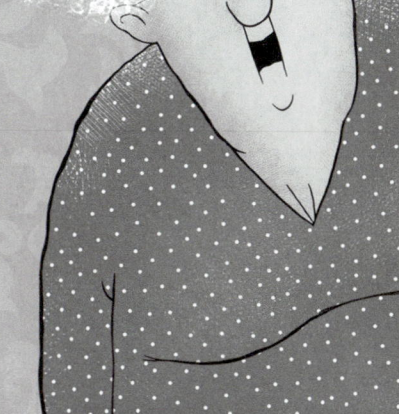

Verlag an der Ruhr

Impressum

Titel
„Sie wollen mich doch vergiften!"
Der ganz normale Wahnsinn in der Altenpflege
Mit Tipps für die Berufspraxis

Autorin
Daniela Triebsch

Titelbildmotiv
© alison1414 | Fotolia.com

Illustrationen
Norbert Höveler

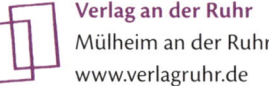

Verlag an der Ruhr
Mülheim an der Ruhr
www.verlagruhr.de

© Verlag an der Ruhr 2016
ISBN 978-3-8346-3087-2
Printed in Germany

Inhaltsverzeichnis

Vorwort

Liebe Leserinnen und Leser,

in den letzten 15 Jahren habe ich die Pflege aus den verschiedensten Blickwinkeln kennengelernt. Als examinierte
Altenpflegerin konnte ich direkt am Pflegebett arbeiten und
hautnah erleben, was Pflege bedeutet.

Neben den Erfahrungen aus der Praxis durfte ich auch den
theoretischen Teil der Arbeit kennenlernen. Ich studierte
Pflegewissenschaft und war anschließend als Pflegereferentin
und angehende Prokuristin der Geschäftsführung in verschiedenen Pflegeheimen und ambulanten Pflegediensten in
Deutschland tätig. Dazu gehörte u. a. die Zusammenarbeit
mit dem Medizinischen Dienst der Krankenversicherung
(MDK) und der Heimaufsicht. Seit einigen Jahren gebe ich
Schulungen für Pflegepersonal und Pflegeleitungen.

Parallel bin ich Lehrerin für Pflegeberufe und kenne die
Praxisprobleme und Schwierigkeiten der Auszubildenden.
Ich möchte meine Erfahrungen aus Theorie und Praxis an
Sie weitergeben, mit dem Ziel, die Pflegesituation zu ver-
bessern. Deswegen war es mir ein großes Anliegen, dieses
Buch zu schreiben. Es soll Pflegende motivieren, aber auch
zu neuen Denkmustern anregen, denn das ist zur Zeit des
Pflegenotstandes wichtiger denn je.

Durch die **Schilderung eigener Erlebnisse und Fallbeispiele
anderer Pflegepersonen** werden Sie ein noch umfassenderes
Bild davon bekommen, was tatsächlich in unseren Heimen

vorgeht. Ich werde Ihnen die **Rahmenbedingungen der Pflege** verständlich erläutern, damit Sie besser verstehen, warum der Praxisalltag mit so vielen Problemen verbunden ist. Durch **pflegerische Anregungen** und **konkrete Pflegetipps** möchte ich Ihren Berufsalltag erleichtern. Außerdem erhalten Sie **Beispiele**, wie Sie in schwierigen Pflegesituationen am besten agieren können.

Um mit diesem Buch gut arbeiten zu können, rate ich Ihnen, beim ersten Kapitel zu beginnen. Die weiteren acht Kapitel bauen nicht aufeinander auf. Sie können also das Thema lesen, das Sie gerade interessiert. Sehen Sie dieses Buch als Ihr persönliches Begleitbuch an.

Zu den Themen dieses Buches biete ich Schulungen für Pflegende und Führungspersonen an. Zudem besteht die Möglichkeit, dass ich zu Ihnen in die Einrichtung komme. Ich stehe Ihnen bei Fragen zur Seite und unterstütze Sie aktiv bei der Umsetzung pflegespezifischer Maßnahmen. Detaillierte Informationen finden Sie auf meiner Homepage: **www.pflege-staerken.org**. Ich freue mich auf Ihre Kontakt-aufnahme.

Nun wünsche ich Ihnen viel Spaß beim Lesen und Nachdenken. Ihre **Daniela Triebsch**

PROBLEMBRANCHE PFLEGE – DIE GESELLSCHAFT SCHWEIGT

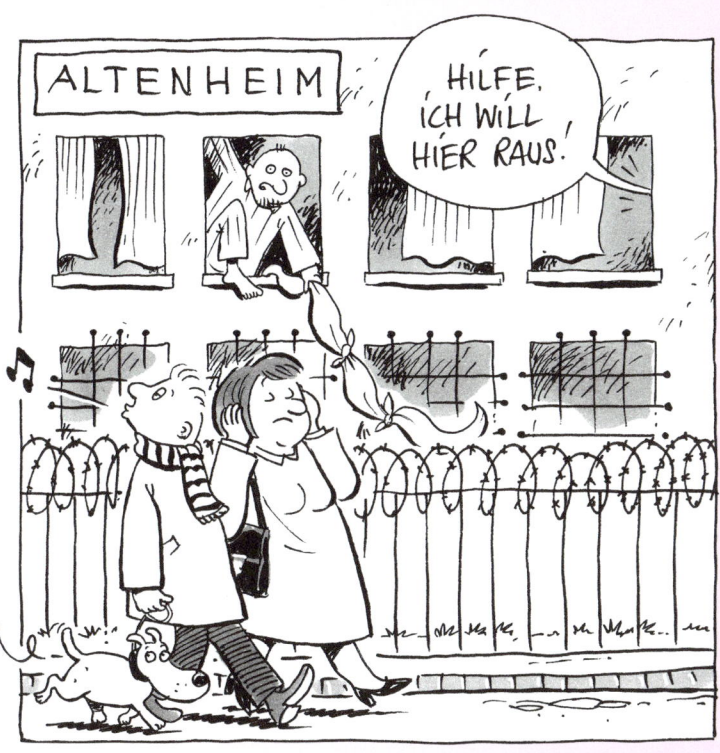

Immer mehr Pflegebedürftige – Wo soll das noch hinführen?

Fakt ist, dass es in Zukunft immer mehr pflegebedürftige Menschen in Deutschland geben wird. Das liegt u. a. daran, dass die Bürger immer älter werden und es im Vergleich dazu wenig junge Menschen gibt und geben wird.

Ich werde hier keine Zahlen nennen, diese können Sie aus zahlreichen Büchern und Fachzeitschriften entnehmen.

Am besten können Sie diese Entwicklung beobachten, wenn Sie an einem beliebigen Vormittag in der Woche einen Einkauf in einem Supermarkt erledigen. Um an die Wursttheke zu gelangen, die sich meist im letzten Drittel des Geschäftes befindet, müssen Sie zahlreiche Rollatorfahrer halsbrecherisch überholen und im Gespräch vertiefte Seniorengruppen höflich bitten, den Mittelgang freizugeben.

Viele der alten Menschen sind noch recht mobil, teilweise sogar fitter als die Jugend von heute. Vor einiger Zeit habe ich einen Kurs in einem Fitnessstudio besucht und musste mich, neben den 20 Rentnern, ziemlich anstrengen, um mithalten zu können. Und ich würde mich nicht gerade als eine extrem unsportliche Person bezeichnen.

Diese Senioren werden jedoch, so ist nun mal das Leben, in den nächsten Jahren gebrechlicher werden. Das Alter bringt oft Krankheiten und eine daraus resultierende Pflegebedürftigkeit mit sich.

Was die Pflegesituation in Deutschland zudem verschärft, ist, dass Senioren immer öfter auf sich allein gestellt sind.

Die eigenen Kinder ziehen in die Stadt, um zu arbeiten. Die Töchter studieren, machen Karriere und stehen somit für die Pflege der Eltern nicht zur Verfügung. Ein Familienleben wie früher gibt es schon jetzt nicht mehr.

Viele Angehörige von Pflegebedürftigen geben ihre Eltern in professionelle Hände und zahlen dafür eine Menge Geld, anstatt die Versorgung selber zu übernehmen. Diese Entscheidung muss jede Familie ganz für sich allein treffen. Wir dürfen dabei nicht vergessen, dass die Versorgung von Familienmitgliedern sehr anstrengend ist. Die Pflege kann sich über Jahre hinziehen. Und 15 Jahre auf die weglaufgefährdete Mutter aufzupassen, ist alles andere als einfach. Der Weg in ein Heim oder die Versorgung durch einen ambulanten Pflegedienst ist somit kürzer denn je – trotz der hohen Kosten und der negativen Presse über Pflegemissstände in Pflegeinstituten.

In vielen Fällen ist die Entscheidung, einen Angehörigen in ein Heim zu geben, am besten. Nicht selten leiden pflegende Angehörige und deren Familien psychisch und auch physisch unter der enormen Zusatzbelastung, wie das folgende Beispiel zeigt.

Eine Freundin meiner Nachbarin pflegte ihre an Demenz erkrankte Schwiegermutter über viele Jahre. Die alte Frau hatte ihre eigene kleine Wohnung im Hause ihrer Kinder. Die ersten Jahre lief alles perfekt. Die ältere Dame konnte im Haushalt helfen und ab und an das Mittagessen kochen. Da die Schwiegertochter eine 40-Stunden-Arbeitswoche hatte, kam ihr das recht.

Mit der Zeit änderte sich jedoch die Situation. Die demenzielle Entwicklung der Schwiegermutter schritt voran. Es kam einige Male vor, dass das ganze Dorf nach der älteren Frau suchte. Sie dachte, dass Krieg herrsche und sie flüchten müsse – eine gefährliche Situation für eine Frau mit eingeschränktem Orientierungssinn. Zum Glück hat die Schwiegertochter die an Demenz erkrankte Frau immer unbeschadet wieder aufgefunden, aber es hätte auch anders kommen können. Einmal wäre fast das Familienhaus abgebrannt, weil die alte Dame vergaß, den Herd auszustellen.

Nach diesem schlimmen Vorfall entschied die Familie gemeinsam, die Frau in einem Heim unterzubringen. Die Nerven lagen bei allen Familienmitgliedern blank. Sie hatten kaum noch Zeit für sich, da sie rund um die Uhr auf die alte Dame aufpassen mussten. Dazu kam die Angst, dass diese sich selbst verletzen oder das Haus doch irgendwann abbrennen könnte.

Wie Sie sehen, kann die Versorgung von pflegebedürftigen Familienmitgliedern sehr anstrengend und sogar gefährlich werden.

Egal für welche Option sich Familien entscheiden – sie sollten sich über die Probleme und Schwierigkeiten der Pflege zu Hause unterhalten und gemeinsam eine Lösung finden, möglichst bevor ein Fall der Pflegebedürftigkeit eintritt. Ein Besuch bei einer unabhängigen Beratungsstelle ist zu empfehlen.

Aber nicht ausschließlich die pflegenden Angehörigen haben mit der alternden Generation zu tun, sondern überwiegend die Mitarbeiter in Pflegeeinrichtungen, ambulanten Pflegediensten und Krankenhäusern. Diese haben eine höhere Anzahl von alten Kranken zu versorgen.

Unser Berufsstand ist somit erst einmal gesichert. Das ist doch eigentlich recht positiv. Es müssen jedoch die **Rahmenbedingungen** angepasst werden, damit auf die demografische Entwicklung entsprechend eingegangen werden kann. Mit Rahmenbedingungen meine ich in erster Linie **die erforderliche Anzahl an qualifiziertem Pflegepersonal und angemessene, finanzielle Mittel**, die eine adäquate Versorgung erst ermöglichen. Hier sehe ich jedoch erhebliche Diskrepanzen zwischen Ist- und Sollzustand.

Wir müssen uns die Frage stellen, wer für die Änderung und Festlegung dieser Rahmenbedingungen verantwortlich ist. Das ist nicht einfach, zu beantworten, da viele in einem Boot sitzen. **Die Politik** ist ein wesentlicher Entscheidungsträger. Damit die Pflegefachkräfte gut pflegen können, benötigt die

Pflegebranche Geld. Je mehr Alte und Kranke es gibt, desto mehr Geld wird benötigt. Eine einfache Schlussfolgerung, die sicherlich jeder nachvollziehen kann. Doch woher sollen die Politiker das Geld nehmen? Wir sind sicherlich nicht damit einverstanden, dass dafür das Kindergeld gekürzt oder die Mehrwertsteuer angehoben wird.

Was sind uns unsere Alten, unsere Eltern und Großeltern wert? Wir können nicht einfach mehr Geld für die Rahmenbedingungen der Pflege verlangen und auf der anderen Seite nicht verzichten oder sparen wollen. Unser Land hat ein gewisses Kontingent an finanziellen Mitteln zur Verfügung und muss schauen, wie und zu welchen Teilen das Geld auf die verschiedenen Bedürfnisse der Bevölkerung aufgeteilt werden kann.

Ich bin keine Politikwissenschaftlerin oder Finanzmanagerin und kann somit auch nicht sagen, was explizit getan werden muss. Jedoch kann ich mich, wie auch jeder andere, politisch engagieren und habe als Bürgerin unserer Demokratie die Möglichkeit, eine Partei zu wählen, die meinen Erwartungen und Wünschen am ehesten entspricht.

Dabei bin ich sicherlich nicht immer zufrieden mit der Vorgehensweise einiger Politiker und frage mich auch, warum so viel Geld für Nichtigkeiten verschwendet wird. Auch wundert es mich, dass Politiker aktuell immer wieder vor dem Pflegenotstand in Deutschland warnen, so, als wäre dies die allerneuste Erkenntnis.

Der Pflegenotstand ist ein alter Schuh. Er ist da und er wird noch gravierender werden. Aber das hätte ich, genau wie viele andere, schon vor mindestens zehn Jahren prophezeien können.

Ich erwarte von den Politikern, dass sie sich des Themas Pflege ernsthaft annehmen. Sie sollten ihr Fachwissen und ihre sonstigen Kompetenzen nutzen, um realistische, wirklich umsetzbare Lösungsvorschläge zu machen. Ich verspreche mir keine Wunder und auch keine Besserung der Pflegezustände von heute auf morgen, aber es muss sich etwas tun. Ansonsten können wir uns die oben gestellte Frage, wie viel uns die ältere Generation wert ist, sofort beantworten – nicht sehr viel! Aber nicht nur die Politik ist für die Rahmenbedingungen der Pflege ausschlaggebend. Die **Kranken- und Pflegekassen**, **Leistungsanbieter in der Pflege** und **Pflegeleitungen** bestimmen die Richtung der Pflege wesentlich mit. Leider geht es dabei nicht immer um das Wohlergehen der Kunden, nicht selten steht die Gewinnmaximierung im Vordergrund. So etwas muss unterbunden werden.

Die Pflegeempfänger und die Pflegenden sind diejenigen, welche den Pflegenotstand am eigenen Leib mitbekommen. Die Pflegefach- und Betreuungskräfte sind es, die tagtäglich mit den pflegebedürftigen Senioren zu tun haben. Wahrscheinlich sehen Sie schon heute, dass Ihre Bewohner immer älter werden. Anstatt an nur einer Erkrankung leiden diese heutzutage an vielen verschiedenen Erkrankungen, die sich gegenseitig beeinflussen. Die Vielzahl an Diagnosen passt nicht einmal mehr auf das dafür vorgesehene Diagnoseblatt. Der Umgang mit dieser **Multimorbidität** verlangt Ihnen eine große Portion Fachwissen und Arbeitskraft ab.

Multimorbidität

↳ *das Bestehen mehrerer Erkrankungen bei einer Person*

Sie müssen Ihre anspruchsvolle Arbeit mit wenig Personal bzw. mit wenig qualifizierten Pflegekräften erledigen. Kein Wunder, dass Sie dabei an Ihre Grenzen stoßen. Versuchen Sie als Pflegender, das Beste aus der Situation zu machen. Das hört sich natürlich einfacher an, als es ist. Schauen Sie auf Ihrem Wohnbereich, dass Sie die internen Rahmenbedingungen so verändern, dass Sie möglichst stressfrei und gut pflegen können. Das ist ganz wichtig. Denn die äußeren Rahmenbedingungen können Sie nur bedingt beeinflussen. Im Verlauf dieses Buches werden Sie dazu Anregungen bekommen.

> Sie müssen direkt vor Ort in der Einrichtung handeln und Änderungen vornehmen – für sich selbst und für die Pflegebedürftigen. Werden Sie aktiv und verlassen Sie sich nicht auf andere!

In den kommenden Jahren wird die Situation in den Heimen, Krankenhäusern und ambulanten Diensten wahrscheinlich nicht besser werden. Wir können den Pflegenotstand nicht einfach aufhalten. Außerdem wird es, so denke ich zumindest, in der nächsten Zeit keine effektiven Strategien geben, die gute Rahmenbedingungen für die Pflege schaffen.

Meine Vermutung ist, dass sich die teils schlimmen Zustände in Pflegeheimen und anderen Pflegeinstituten in der nahen Zukunft weiter verstärken werden. Pflegebedürftige werden schlechter versorgt und die Pflegekräfte zunehmend resignieren und den Beruf aufgeben.

Um die Pflegedienstleistungen an unseren Patienten, die wir in der Pflegebranche auch als Kunden bezeichnen, dennoch zu gewährleisten, werden vermehrt Hilfskräfte eingestellt und Pflegende aus dem Ausland eingesetzt, die nach einem Crashkurs die Aufgaben einer examinierten Fachkraft übernehmen sollen. Die Pflegequalität wird weiter darunter leiden, entsprechend auch der Weg zur Profession, zu mehr Ansehen und Wertschätzung.

Angehörige von Pflegebedürftigen werden es sich noch schwerer machen, ihre Liebsten in ein Heim zu geben. Die Nachfrage nach alternativen Wohnformen wird boomen. Einige Senioren werden dann ihr Lebensende in einer Senioren-WG oder im Ausland verbringen und sich von einer günstigen Pflegekraft versorgen lassen. Ob das besser ist, ist fragwürdig. Vielleicht werden die Gesellschaft und die Politik jedoch eher aktiv und ermöglichen uns eine professionelle Pflege in unseren Pflegeheimen, ambulanten Pflegediensten und Krankenhäusern.

Wir als einzelne Pflegekräfte können die Welt nicht verändern. Diese Erfahrung musste ich in den letzten Jahren leider immer wieder machen. Aber wir können trotzdem einiges erreichen, wenn wir **„die drei Säulen der guten Pflege"** befolgen.

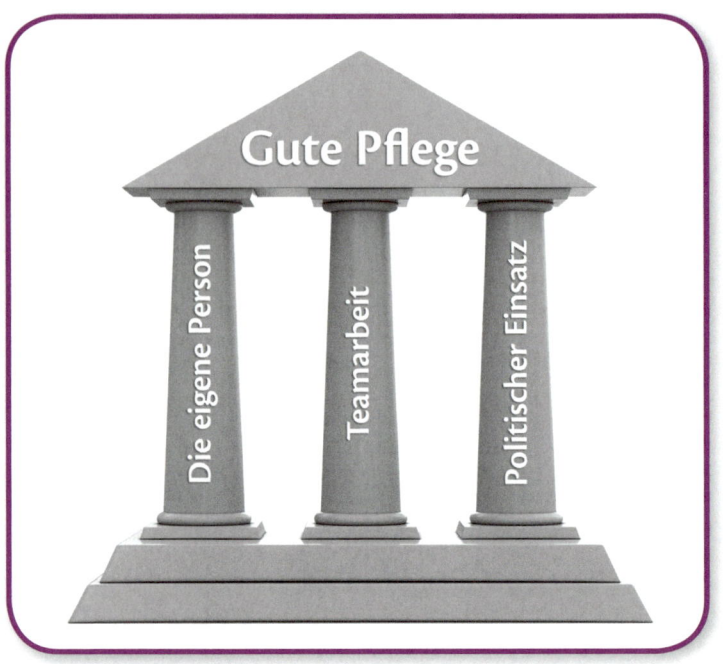

Säule I: Die eigene Person

Als einzelne Personen können wir Positives erreichen,
indem wir

- uns selbst reflektieren,
- uns weiterbilden,
- offen für Neues sind
- und alte Denkmuster durchbrechen.

Dabei ist besonders wichtig, dass wir unsere Arbeit immer
mit bestem Gewissen und möglichst gut erledigen, wie z. B.
die Schmerzen einer Bewohnerin zu erkennen und ihr ein
geeignetes Medikament aushändigen.

Säule II: Teamarbeit

Ein Zusammenschluss von Pflegekräften kann noch mehr erreichen, wenn alle am gleichen Strang ziehen, also

- ⊙ im Team arbeiten,
- ⊙ sich gemeinsam für etwas einsetzen,
- ⊙ sich gegenseitig unterstützen
- ⊙ und offen für Kritik sind.

Durch Teamarbeit können Sie in Ihrer Einrichtung leichter Verbesserungen erzielen, wie z. B. bessere Arbeitszeiten durchsetzen oder Arbeitsabläufe optimieren.

Säule III: Politischer Einsatz

Wenn Sie sich Gewerkschaften, wie z. B. ver.di, anschließen, Pflegeverbänden beitreten oder sich in der Politik engagieren, könnte die Pflegewelt in Zukunft insgesamt etwas positiver aussehen. Beispiele für Pflegeverbände sind:

- ⊙ Deutscher Pflegerat e. V.
- ⊙ Deutscher Berufsverband für Pflegeberufe e. V.
- ⊙ Deutscher Berufsverband für Altenpflege e. V.
- ⊙ Deutscher Pflegeverband e. V.
- ⊙ Bundesarbeitsgemeinschaft Hauskrankenpflege e. V.
- ⊙ Deutsche Fachgesellschaft Psychiatrische Pflege e. V.

Sie sollten auf jeden Fall wählen gehen. Geben Sie der Pflege Ihre Stimme. Im Wahlprogramm der jeweiligen Parteien können Sie einsehen, inwiefern sich diese für die Pflege einsetzen.

Wenn Sie aktiver werden möchten, gibt es die Möglichkeit, dass Sie sich mit Ihrem pflegepolitischen Anliegen direkt an den jeweiligen Bundestagsabgeordneten, Landtagsabgeordneten oder gegebenenfalls an Kreis-, Stadt- und Gemeinderäte wenden. Des Weiteren können Sie Petitionen starten, Bürgerinitiativen gründen oder in eine Partei eintreten.

Mir ist es wichtig, dass Sie als Pflegekraft nicht nur über die Situation schimpfen und klagen, sondern selbst versuchen, an dem Pflegenotstand und der ganzen Pflegesituation etwas zu ändern, denn wir können uns nicht ausschließlich auf die Eigeninitiative von Politik, irgendwelchen Vorständen oder Chefs verlassen. Es geht hier um Ihren Beruf, Ihre Gesundheit und Ihre Kunden.

Personalmangel und die Hintergründe

Es sind die Pflegefachkräfte, die uns fehlen. Schauen wir uns die Anzahl der in der Pflege tätigen Personen in Deutschland an, können wir uns kaum vorstellen, dass wir von einem Personalnotstand sprechen müssen. Aber wenn wir genauer hinschauen, ist es so, dass Pflegende selten eine Vollzeitstelle haben. Eine 50- oder 75-Prozent-Stelle ist eher üblich. Warum ist das so?

Manchmal möchten oder können die Angestellten nicht mehr arbeiten, da sich eine halbe Stelle wie eine volle Stelle anfühlt. Grund dafür ist u. a., dass an sie zu viele Aufgaben herangetragen werden. Und neben dem Beruf müssen wahrscheinlich noch die Kinder und die Mutter zu Hause versorgt werden. Aber es kommt auch immer wieder vor, dass Heimleitungen und Pflegedienstleitungen lieber mehr Personal zur Dienstplanung zur Verfügung haben möchten, denn ein Dienstplan lässt sich mit zehn halben besser als mit fünf ganzen Stellen zusammenstellen. Wie dem auch sei – für Pflegeleitungen ist es schwer, an Fachkräfte zu kommen. Das liegt zum einen daran, dass wir immer mehr alte Menschen versorgen müssen, also mehr Personal brauchen. Zum anderen möchten aufgrund der schlechten Rahmenbedingungen nicht genug Menschen eine Ausbildung zur Pflegekraft absolvieren.

Ein weiterer Aspekt ist, dass Pflegende nicht lange im Beruf bleiben. Es sind meist leider nur einige Jahre. Die Gründe dafür sind vielseitig.

Zehn Gründe für einen Berufswechsel aus der Pflege

1. Unzureichende Bezahlung
2. Schichtdienst
3. Psychische Herausforderung
4. Physische Belastung
5. Kaum gesellschaftliche Anerkennung
6. Steigender Druck von außen (z. B. durch externe Prüfungen)
7. Übernahme teils unangenehmer Aufgaben
8. Hohe Verantwortung
9. Gewissheit, nicht alle Arbeiten erledigen zu können
10. Unzureichende Möglichkeiten, Pflegeempfänger nach eigenen Vorstellungen zu pflegen

Wenn man sich trotz alledem dazu entschließt, eine Ausbildung zur Pflegekraft zu beginnen, müssen bei diesen Personen einige besonders positive Argumente im Vordergrund stehen – sei es, bedürftigen Menschen zu helfen, die nahe Arbeit mit und am Menschen oder das Interesse an Medizin.

Ich habe zu meiner Zeit als Lehrerin einige Schüler kennengelernt, denen es unbeschreiblich wichtig war, Menschen zu pflegen. Sie halten an Ihrem Beruf fest, beschweren sich zwar über die miserablen Arbeitsbedingungen, wollen aber auf keinen Fall eine andere Arbeit ausüben. Leider gibt es nicht sehr viele mit einer solchen Einstellung. Ein guter Verdienst, Ansehen und angenehme Arbeitszeiten stehen eben doch bei vielen Personen im Vordergrund.

Ich selbst habe nach ca. sieben Jahren die Arbeit am Pflegebett verlassen. Die Entscheidung fiel schon ein Jahr nach meiner Examensprüfung. Mir erschien es nicht möglich, diesen Beruf bis zum Rentenalter, wann auch immer das sein mag, auszuüben. Dieser Schritt fiel mir nicht leicht. Die Arbeit mit den alten Menschen machte mir sehr viel Spaß. Der Beruf war für mich tatsächlich eine Bereicherung.

Aber es gab auch die andere Seite. Die schwere körperliche Arbeit stand damals nicht im Vordergrund. Aber mir war sehr wohl bewusst, dass ich meinem Rücken, langfristig gesehen, sehr schaden würde, wenn ich weiterhin ohne Personenlifter arbeiten und schwere Bewohner allein aus dem Bett hieven würde. Der ausschlaggebende Punkt war jedoch, dass ich zu wenig Zeit für die Patienten hatte. Es kam mir oft so vor, als würde ich am Fließband arbeiten. Sie kennen das Gefühl sicherlich. Mir tat es leid, dass ich die Bedürfnisse einiger Senioren nicht befriedigen konnte, sei es ein kurzer Spaziergang im Park oder ein ruhiges Gespräch. Obwohl ich mehr als 100 Prozent meiner Arbeitskraft gab, habe ich den vielen Anforderungen nicht gerecht werden können. Und ich behaupte, dass ich recht zügig und umsichtig gearbeitet habe. Die damaligen Leitungen machten ständig Druck und verlangten den Pflegekräften immer mehr ab. Das konnte ich einfach nicht nachvollziehen.

Infolgedessen entschloss ich mich, meine Arbeitsstelle zu kündigen. Mir war klar, dass es in anderen Heimen ähnlich ablaufen würde. In einer anderen Branche konnte ich mir aber auch nicht vorstellen, zu arbeiten. Also holte ich mein Fachabitur nach und studierte Pflegewissenschaft.

Durch das Studium erhoffte ich mir, die Pflegesituation besser verstehen und diese folglich positiv verändern zu können.

Für mich war es damals die richtige Entscheidung und ich bin froh, diesen Weg gegangen zu sein. Aber es kann ja nun mal nicht die Lösung sein, dass jede Pflegekraft von nun an Pflegewissenschaft o. Ä. studiert. Wir brauchen gute Leute an den Pflegebetten, direkt am Patienten. Um das zu erreichen, müssen die Berufe des Alten- und Gesundheits- und Krankenpflegers attraktiver werden. Folgendes muss sich meiner Ansicht nach ändern:

⊙ **Erstens benötigen Pflegende mehr Gehalt.** Es kann nicht sein, dass Menschen, die solch eine verantwortungsvolle und schwere Arbeit übernehmen, so wenig Entlohnung dafür bekommen. Natürlich ist es verständlich, dass nicht jede Pflegeperson in Zukunft monatlich 800 Euro mehr auf dem Konto haben wird. Eine Pflegekraft sollte jedoch mit ihrem Gehalt gut über die Runden kommen können, ohne noch eine Zweit- oder Drittstelle annehmen zu müssen.

Natürlich haben Einrichtungen auf der einen Seite hohe Personalkosten. Auf der anderen Seite kommt aber auch viel Geld durch die Pflegekassen und Eigenanteile der

Kunden ins Haus. Je mehr Zeit für einen Patienten benötigt wird, desto höher ist die Pflegestufe und desto mehr Geld wird bezahlt, um die anfallende Pflege gewährleisten zu können. Wenn z. B. die Ausgaben für die Investitionskosten, Verpflegung, Personalkosten und sonstigen Nebenkosten nicht übermäßig hoch sind, müssten viele Pflegeinstitute recht gut über die Runden kommen.

Leider legen die Einrichtungen ihre Zahlen ungern detailliert offen, sodass man nicht nachvollziehen kann, wo der Gewinn hinfließt. Vielleicht wäre in vereinzelten Fällen sogar Geld für eine zusätzliche Fachkraft oder eine Erhöhung des Gehalts der Mitarbeiter drin.

⊙ **Zweitens benötigen die Pflegekräfte mehr Wertschätzung.** Ich kann es nicht mehr hören, wenn Laien denken, Altenpfleger würden den Senioren nur das Gesäß reinigen. Pflegende tun viel mehr. Sie müssen empathisch sein, zügig und gut organisiert arbeiten, Arbeitsabläufe managen und Aufgaben delegieren. Sie müssen die Fachsprache beherrschen und ein großes, pflegespezifisches Wissen haben. Sie müssen Leben retten und Sterbende begleiten, den nahen Körperkontakt zu den Alten aushalten, übel riechende Wunden versorgen und Injektionen und Medikamente verabreichen. Die Kompetenz, ausführliche Berichte zu schreiben und analytisch zu denken, darf auch nicht fehlen. Ihnen fällt bestimmt auch noch einiges ein, was Sie tagtäglich leisten müssen. Also, Wertschätzung Ihnen gegenüber ist hier wohl mehr als angebracht.

Liebe Pflegedienst- und Einrichtungsleitungen, vielleicht können Sie gleich morgen damit beginnen, Ihren Mitarbeitern mehr Wertschätzung entgegenzubringen, wenn Sie es bisher noch nicht getan haben. Vielleicht können Sie durch kleine Gesten und nette Worte einige gute Angestellte über längere Zeit an Ihr Haus binden. Aber nicht nur die Leitungen sollten die Arbeit der Pflegenden schätzen, sondern auch andere Personengruppen, wie z. B. Ärzte, Politiker und die Angehörigen der Pflegebedürftigen.

⊙ **Drittens benötigen Pflegende mehr Kollegen.** Auf dieses Thema gehe ich im folgenden Kapitel ein.

Wo sind die guten Pflegekräfte?

Meine Erfahrung ist, dass es leider immer weniger gute Pflege-kräfte gibt. Gute Pflegekräfte sind für mich Menschen, die fachlich fit und offen für Neues sind. Es sind Personen, die sich regelmäßig weiterbilden und sich selbst und ihre Arbeit reflek-tieren. Gute Pflegekräfte können erfolgreich im Team arbeiten und freundlich mit Pflegebedürftigen umgehen.

Leider gibt es mittlerweile zu viele schwarze Schafe unter den Pflegekräften. Durch diese werden die Engagierten vertrieben. Über Jahre hinweg ist es einfach zu anstrengend, den eh schon herausfordernden Beruf auszuüben und zudem gegen Kollegen anzukämpfen, die schlecht mit den Senioren umgehen oder sich weigern, anders zu pflegen als vor 30 Jahren. Es wundert mich also nicht, dass Pflegekräfte irgendwann einen Schluss-strich ziehen, obwohl ihnen der Beruf an und für sich Spaß macht. Zum Glück bleiben einige – trotz der teils lustlosen Kollegen – zumindest der Branche treu, streben z. B. eine Weiterbildung an oder entscheiden sich für ein Pflegestudium. Dennoch gibt es leider viel zu viele Pflegekräfte, die komplett aussteigen und sich einen anderen Berufszweig aussuchen. Das ist in der Tat tragisch, denn wir benötigen gutes Personal mehr denn je.

Und ich plädiere hiermit an das gute Pflegepersonal: **Nehmen Sie den „Kampf" gegen die, die eigentlich nichts in der Pflege zu suchen haben, auf!** Schließen Sie sich zusammen und sprechen Sie mit Ihren Leitungen über das Problem der unmotivierten Mitarbeiter.

Lassen Sie sich durch unmotivierte Kollegen nicht den Spaß an der Arbeit nehmen!

Ein weiterer, ausschlaggebender Punkt ist, dass viele potenziell gute Pflegekräfte erst gar nicht in die Pflege gehen. Der Beruf des Alten- oder Gesundheits- und Krankenpflegers ist nicht mehr lukrativ genug. Gründe habe ich bereits genannt. Stattdessen gibt es Personen, die eine Pflege- oder Pflegehelferausbildung machen, weil die Agentur für Arbeit diese finanziert. Einige davon, natürlich nicht alle, hätten in anderen Berufszweigen wahrscheinlich keine Chance, angenommen zu werden – sei es aufgrund von schlechten Schulnoten, einem lückenhaften Lebenslauf oder sozialer Inkompetenz. Ich habe viele Schüler kennengelernt, die kaum schreiben und lesen konnten, Schwierigkeiten mit der Sprache hatten, sozial auffällig waren oder nach 20 Jahren Taxifahren nun einfach mal was anderes machen wollten. Einige davon haben sich nach der Ausbildung komplett gewandelt und arbeiten jetzt als gute Kräfte in Pflegeheimen. Ohne Bedenken würde ich mich von Ihnen versorgen lassen. Dieses Vertrauen hätte ich jedoch nicht bei allen Absolventen.

Ich habe mittlerweile das Gefühl, dass fast jeder, der wenig qualifiziert ist, in der Altenpflege untergebracht wird und sich als Fach- oder Hilfskraft ausbilden lassen kann. Mit der Begründung, dass wir in der Altenpflege „eh zu wenig Personal haben" und „jeden brauchen". Wenn Sie zum Friseur gehen, lassen Sie sich Ihre Haare bestimmt nicht von einer unqualifizierten und unmotivierten Arbeitskraft schneiden. Aber solche Menschen schneiden bei unserer älteren Generation nicht die Haare, sondern sie versuchen, Blasenkatheder zu legen, Wunden zu versorgen und Nahrung zu verabreichen.

Wir dürfen das Problem nicht ignorieren und wegsehen. Denn es ist schlimm, wenn uns unser Haarschnitt mehr wert ist als die Gesundheit unserer Großeltern oder Eltern.

Ich gebe nicht ausschließlich den wenig qualifizierten Pflegenden die Schuld für die Misere. Meiner Meinung nach müssten die Schulleitungen genauer hinschauen, wen sie ausbilden. Die Vermittlungsstellen sollten sich die Mühe machen, zu überprüfen, ob die Person für den Pflegeberuf geeignet ist oder eben nicht. Aber auch die Einrichtungsleitungen müssen die Augen aufmachen, welche Personen sie zu ihren Kunden lassen. Es kann nun wirklich nicht sein, dass jeder eingestellt wird, der meint, in der Pflege arbeiten zu können. Ich weiß, die Pflegeeinrichtungen brauchen das Personal, denn die Fachkraftquote muss stimmen – aber doch bitte nicht auf Kosten der anderen Kollegen und der Pflegebedürftigen.

 Stellen Sie nur Mitarbeiter ein, die für den Pflegeberuf fachlich und menschlich qualifiziert sind.

Ich habe das Gefühl, dass die meisten Menschen, die mit der Pflege beruflich zu tun haben, zu sehr damit beschäftigt sind, den Pflegenotstand zu kompensieren. Damit meine ich an dieser Stelle nicht die Pflegekräfte, die am Pflegebett arbeiten. **Einrichtungen** müssen genug Personal haben, um ausreichend Bewohner aufnehmen zu können. Die **Ausbildungsstätten** müssen genügend Schüler und die **Arbeitsvermittlungsstellen** ihre Anzahl an vermittelten Arbeitssuchenden vorweisen. Fast alle versuchen, unreflektiert entsprechende Zahlen zu erzielen, doch erreichen damit im Großen und Ganzen gar nichts. Für die Jahresbilanz sehen die Zahlen gar nicht mal so schlecht aus, aber es geht hier nicht einfach nur um Zahlen.

Ich wünsche mir, dass all jene, die ansatzweise mit der Pflege zu tun haben – und vor allem von denjenigen, die Entscheidungen darüber treffen, wer die Pflege unserer Alten übernimmt – nachdenken, bevor sie handeln. Wir müssen uns entscheiden: Wollen wir etwas gegen den Pflegenotstand und damit etwas für die gute Versorgung unserer älteren Generation tun oder nicht? Wenn wir uns für gute Pflege entscheiden, sollten wir es tunlichst lassen, nur an uns selber zu denken.

Es ist nämlich ein Irrglaube, zu denken, dass es egal sei, wer die Pflege durchführe – Hauptsache, die Anzahl von Pflegenden stimme. Mir war es als Fachkraft lieber, mit wenigen, aber qualifizierten Kollegen zu arbeiten, als mit mehreren Kollegen, die dafür aber weniger engagiert oder fachlich inkompetent waren.

 Die Quantität von Pflegepersonen ist wichtig, die Qualität darf jedoch nicht vernachlässigt werden.

Fachkräfte oder Hilfskräfte –
Wer hat hier das Sagen?

Eine Zeit lang arbeitete eine examinierte Pflegekraft an den Wochenenden in einem Altenheim. Während der Woche ist immer einiges auf dem Wohnbereich passiert, sodass sie sich an den Samstagen erst einmal auf den neusten Stand bringen musste.

Bei einem Spätdienst teilte ihr eine Kollegin mit, dass ein neuer Bewohner zur Kurzzeitpflege aufgenommen worden war. Der Mann hatte ein Tracheostoma, also eine Öffnung an der Luftröhre. Und die Trachealkanüle musste an dem Tag noch gewechselt werden. Leider war sie die einzige examinierte Pflegekraft im Hause. Eine weitere Fachkraft hatte sich krankgemeldet und es herrschte Chaos auf dem Wohnbereich. Die Pflegekraft konnte sich jedoch nicht mehr daran erinnern, wie es funktionierte, ein Tracheostoma zu versorgen. Eine Pflegehelferin, die an diesem Tag mit ihr Dienst hatte, meinte, dass dies überhaupt kein Problem sei, sie hätte das schon mal gemacht. Die examinierte Pflegekraft war froh und vertraute ihrer Kollegin. Also gingen beide in das Bewohnerzimmer, um das Tracheostoma des Mannes zu versorgen. Dieser konnte sich verbal leider nicht mehr verständlich äußern und somit keine Hinweise geben, was konkret bei ihm zu tun sei. Die examinierte Kraft stellte sich neben das Bett und beobachtete die fragenden Blicke der Pflegehelferin, als sie sich das Tracheostoma anschaute. Sie bekam es irgendwie hin, die Vorrichtung zu entfernen. Dem armen Mann ging es jedoch gar nicht gut. Er räusperte sich und rang nach Luft. Die Pflegefachkraft versuchte, den Bewohner zu beruhigen, und sagte der Pflegehelferin, sie solle sich doch bitte beeilen, die neue Trachealkanüle einzusetzen. Aber die Pflegehelferin wusste nicht, wie es funktionierte! Die examinierte Kraft versuchte, ihr zu helfen, und es hat einige Zeit gedauert, bis sie es tatsächlich geschafft haben. Danach ging die Pflegefachkraft mit feuchten Händen und zittrigen Knien aus dem Zimmer. Sie machte sich Vorwürfe, wie sie als Fachkraft so naiv sein konnte, eine Pflegehelferin solch eine Maßnahme durchführen zu lassen.

Dies ist leider kein Einzelfall. Tagtäglich gibt es ähnliche Situationen in Pflegeeinrichtungen. Pflegehelfer sind teilweise schon Jahrzehnte in ihrem Beruf tätig und fühlen sich allein deswegen aller Pflegeanforderungen gewachsen. Wenn die Pflegepersonen nicht ihre Berufsqualifikation auf ihrem Namenschild tragen würden, könnten Laien meist nicht unterscheiden, ob es sich um einen Schüler, einen examinierten Pfleger oder einen Pflegeassistenten handelt – denn alle tun das Gleiche. Ich konnte das besonders gut bei Auszubildenden beobachten. Einige erzählten nach ihrem ersten Praxiseinsatz stolz, dass sie eine subkutane Infusion gelegt hatten.

↳ *Maßnahme, bei der eine Kanüle unter die Haut gelegt wird, damit einem Menschen z. B. zusätzlich Flüssigkeit verabreicht werden kann.*

Meine Frage, ob sie dem Pflegebedürftigen denn auch mal die Fingernägel geschnitten oder die Ohren gewaschen hätten, verneinten sie. Wenn ich das höre, frage ich mich, ob den Fachkräften nicht bewusst ist, dass sie die Verantwortung tragen, wenn bei von Schülern durchgeführten Maßnahmen etwas schieflaufen sollte? Ich weiß, Fachkräfte brauchen gute Schüler, damit diese als volle Kraft eingesetzt werden können. Aber Auszubildende sind nicht unbedingt dafür geeignet, im ersten Ausbildungsjahr eigenständig Maßnahmen durchzuführen, die erst im dritten Jahr erwartet werden können.

Mein Rat, **liebe Auszubildende der Pflege**, orientieren Sie sich doch bitte an den Lernzielen und Lerninhalten Ihrer Fachschule. Es macht schon Sinn, warum Sie bei A und nicht bei Z anfangen sollen. Das heißt nicht, dass Sie den Fachkräften nicht über die Schulter schauen oder selbst mit Anleitung schwierige Maßnahmen durchführen sollen. Die Betonung liegt hierbei aber auf Anleitung! Sie dürfen bei allem medizinischen Interesse nicht vergessen, dass es um Menschen geht, manchmal sogar um deren Leben.

Und Ihnen, **liebe Fachkräfte und vor allem liebe Praxisanleiter**, möchte ich dringendst mit auf den Weg geben, dass Sie ein Stück mit dafür verantwortlich sind, wie die Pflege in den nächsten Jahren und Jahrzehnten aussehen wird. Also bilden Sie Ihre Schüler nach bestem Wissen und Gewissen aus. Über- und unterfordern Sie die Auszubildenden nicht. Jeder Schüler bekommt einen Lehrplan von der Schule mit, auf dem steht, was in dem Praxisblock zu lernen ist. Halten Sie sich daran. Und wenn Sie meinen, besser zu wissen, was zuerst und was später gelernt und gelehrt werden muss, dann setzen Sie sich doch mit der Ausbildungsstätte zusammen und besprechen Sie Ihre Kritikpunkte und Ihre Verbesserungsvorschläge.

 Auszubildende und Praxisanleiter müssen sich an die vorgegebene Lernreihenfolge halten.

Aber das Problem der falschen Arbeitsteilung ist nicht nur bei Schülern präsent, sondern auch bei Pflegehelfern, wie es das Fallbeispiel am Anfang dieses Kapitels zeigt. Es ist nun einmal so, dass Fachkräfte eine 3-jährige Ausbildung hinter sich haben und Pflegeassistenten, wenn überhaupt, maximal zwei Jahre. Das ist ein deutlicher Unterschied.

Pflegehilfskräfte sind da, um den Fachkräften zu helfen und diese zu unterstützen. Das ist eine ganz wichtige und nicht weniger wertvolle Aufgabe. Fachpersonal hat heutzutage keine Zeit mehr, um Betten zu beziehen oder Karten mit den Bewohnern zu spielen. Einfachere Aufgaben müssen von Helfern ausgeführt werden, damit die Examinierten den enormen bürokratischen Aufwand meistern, Schwerstpflegefälle mit fachlich gutem Know-how pflegen und den ständig neuen Qualitätsanforderungen und Überprüfungen gerecht werden können.

 Aufgabenbereiche müssen für examinierte Fachkräfte und Pflegeassistenten klar definiert sein.

Halten Sie sich an Ihre Stellenbeschreibung und regeln Sie bei Unklarheiten im Team, wer was zu tun oder zu lassen hat. Da dies wahrscheinlich nicht ohne heftige Diskussionen funktionieren wird, ist hier eine gute Pflegedienstleitung enorm wichtig, die das Team dabei unterstützt, aber auch eingreift, wenn sich nicht an Abmachungen gehalten wird.

Es ist also dringend ein Umdenken notwendig. Pflegende in den verschiedensten Positionen müssen ihre Funktion und ihr Tätigkeitsspektrum überdenken und sich gegebenenfalls neu strukturieren. Wenn sie das auf Dauer nicht schaffen, wird es weiterhin viele Pflegefehler geben und gute Fachkräfte, die wegen Überforderung ihre Arbeit wechseln.

Ausbildungsinhalte im Praxistest

Die Altenpflegeausbildung dauert drei Jahre. Das ist viel Zeit, um sich Wissen anzueignen. Doch passen die Ausbildungsinhalte heutzutage zu den Anforderungen, mit denen Pflegekräfte in der Praxis konfrontiert sind?

Die Tätigkeiten als Fachkraft haben sich in den letzten Jahren verändert. Wie anfangs erläutert, haben wir in den Heimen und anderen Pflegestellen mit einer höheren Anzahl von multimorbiden Pflegebedürftigen zu tun und dabei zu wenig Personal. Hinzu kommt der administrative Aufwand, der von Jahr zu Jahr zu steigen scheint.

Als ich im Jahr 2001 meine Ausbildung zur Altenpflegerin begann, haben wir viele Unterrichtseinheiten damit verbracht, wie Senioren beschäftigt werden können. Wir haben Lieder, Gedichte und alte Sprichwörter lernen müssen. Natürlich gab es auch die Unterrichtsfächer Pflege, Anatomie und Krankheitslehre. Meiner Ansicht nach kamen diese aber zu kurz. 2004 arbeitete ich meine ersten Tage als Fachkraft und merkte, dass ich medizinische und pflegerische Wissensdefizite hatte. Besonders deutlich wurde mir das im Umgang mit den Medikamenten. Mir war nicht immer bewusst, wofür oder wogegen ein Medikament eingesetzt wird. Ähnlich war es bei einigen Krankheitsbildern. Ich hatte von diesen sicherlich schon mal gehört, aber wie pflegerisch entsprechend interveniert werden musste, war mir nicht immer klar. Um meine Wissenslücken zu schließen, habe ich mich nach der Arbeit zu Hause mit den Themen beschäftigt. Verständlicherweise hatte ich nicht immer Lust dazu. Die Angst jedoch, aus Unwissenheit etwas Falsches zu tun, war wesentlich größer.

Heute ist die Altenpflegeausbildung anders aufgebaut. Wir sprechen nun von Lernbereichen und Lernfeldern. Einzelne Themen sollen komplex von allen Lehrern unterschiedlicher Fachrichtungen zeitnah unterrichtet werden. Wenn z. B. im Fach Krankheitslehre die koronare Herzkrankheit unterrichtet wird, sollen auch die entsprechenden Medikamente sowie die pflegerischen Handlungen in den anderen Fächern gelehrt werden. Die Herangehensweise finde ich generell gut, ist aber im Unterrichtsalltag oft nicht umsetzbar. Das zeigt zumindest meine Erfahrung. Dazu braucht es regelmäßig stattfindende Besprechungen mit den Lehrerkollegen und einen gut strukturierten und aufeinander abgestimmten Lehrplan. Und auch wenn das gegeben ist, kann dennoch einiges dazwischenkommen, was diese Methode nur schwer umsetzbar macht.

Die Umstrukturierung der Pflegeausbildung, besser gesagt, die Einführung von Lernbereichen und Lernfeldern, reicht jedoch nicht aus. In den Bundesländern gibt es unterschiedliche Lehrpläne, die in der Regel nur in Oberbegriffen aufzeigen, was unterrichtet werden soll. Die Details legt die Schule oder der Pflegelehrer fest. Das ist natürlich schwierig. Wenn eine Lehrerin z. B. gern das Thema Demenz unterrichtet, jedoch keine Praxiserfahrungen mit der Versorgung von Sterbenden hat, werden das die Schüler wahrscheinlich im Unterrichtsverlauf merken. Als Lehrerin habe ich selbst erlebt, dass ich meine Lieblingsthemen sicherlich intensiver gelehrt habe als jene, die mir nicht so sehr lagen. Die Auszubildenden müssen heute

Glück haben, eine gute Lehrkraft mit breitem Wissen im Bereich Pflege zu bekommen.

Ich bin der Meinung, dass die **Lehrinhalte klarer definiert** werden müssen und **Schulleitungen und Lehrer weniger Interpretations- und Handlungsspielraum** haben sollten, damit jeder Schüler möglichst das Gleiche in der Grundausbildung lernt. Außerdem müssen wir uns die Lehrinhalte genauer anschauen und überprüfen, ob diese praxistauglich sind und die Auszubildenden damit gut auf den Berufsalltag vorbereitet werden.

> **!** Lehrinhalte der Altenpflegeausbildung müssen auf die Bedürfnisse der Pflegeschüler und die Situation in der Praxis bundesweit angepasst werden.

Mit Spielen, Gedichten und alten Sprichwörtern können und sollen sich die Alltagsbegleiter auseinandersetzen, denn es gibt wichtigere Themen, welche die Pflegefachkräfte beherrschen müssen. Dazu gehören z. B. die Arbeit mit Expertenstandards, intensives Medikamentenmanagement und eine adäquate und moderne Wundversorgung.

Lehrkräfte müssen dafür sorgen, dass sie den Schülern keine Sachen beibringen, die im Alltag nicht umsetzbar sind – aus welchem Grund auch immer. Leider ist es so, dass viele Lehrer schon Jahre nicht mehr in der Pflegepraxis tätig waren und entsprechend keinen aktuellen Bezug mehr dazu haben.

Einige können sich wahrscheinlich nicht vorstellen, wie die Realität in unseren Heimen, Pflegediensten und Krankenhäusern tatsächlich aussieht. Sie halten sich an Lehrbücher und meinen, dass alles, wie es im Buch steht, in der Praxis umgesetzt werden kann. Das ist natürlich völliger Quatsch. Ich wünsche mir, dass Lehrer ihr Unterrichtsmaterial an die Realität anpassen und den Schülern als Experten für den Theorie-Praxis-Transfer zur Seite stehen. Wir dürfen uns ansonsten nicht wundern, wenn Auszubildende Selbstzweifel bekommen, weil sie die Pflege nicht so ausführen können, wie sie es in der Schule gelernt haben. Oder wenn Auszubildende bei Praxisbesuchen oder praktischen Prüfungen vor Nervosität alles falsch machen, weil sie versuchen, so zu pflegen, wie es gelehrt, in der Praxis aber nie erprobt werden konnte.

Auch bei der generalistischen Pflegeausbildung, also der gemeinsamen Ausbildung von Altenpflegern, Gesundheits- und Krankenpflegern und Gesundheits- und Kinderkrankenpflegern, muss darauf geachtet werden, dass der Unterricht praxistauglich gestaltet wird. Eine neue Hülle verändert noch lange nicht den Kern.

Also, **liebe Lehrerkollegen,** legen Sie das Lehrbuch auch mal zur Seite und lassen Sie sich von Ihren Schülern berichten, wie es in der Praxis wirklich abläuft. Und gehen Sie dann mit Ihren Lehrinhalten entsprechend darauf ein.

Theorie und Praxis – Der Spagat wird größer

Pflegende sitzen zwischen den Stühlen. Sie versuchen tagtäglich, Theorie und Praxis unter einen Hut zu bekommen. Es gibt die Lehrbücher, die Unterrichtsmaterialien der Pflegeschule, bürokratische Anforderungen von den Heimleitungen und – nicht zu vergessen – von Prüfinstanzen, wie z. B. der Heimaufsicht oder auch dem Medizinischen Dienst der Krankenversicherung (MDK). Diese Materialien und Menschen zeigen den Pflegekräften auf, wie Pflege in der Praxis durchgeführt werden soll. Die Inhalte und Anforderungen sind jedoch oft nur reine Theorie und Wunschvorstellungen, die bei der Arbeit mit den Senioren nicht in vollem Umfang umsetzbar sind. Pflegekräfte können nicht alles perfekt machen, das ist ein Ding der Unmöglichkeit. Sie müssen sich dessen bewusst sein.

> **!** Durch theoretische Lehrinhalte werden Anforderungen gestellt, die in der Pflegepraxis nicht genau so umgesetzt werden können.

Natürlich meine ich damit nicht, dass Sie sich nun zurücklehnen dürfen. Nein, Sie müssen schauen, welchen Anforderungen Sie gerecht werden können und welchen nicht. Sie sollten überprüfen, welche Maßnahmen umgesetzt werden müssen und welche eher zweitrangig sind. Das erfordert natürlich die

Kompetenz, Prioritäten setzen und Entscheidungen treffen zu können und zu diesen zu stehen. Die Pflegedienstleitung, der MDK und auch die Lehrer werden natürlich nicht darüber erfreut sein, wenn Sie deren Zielsetzungen nicht immer erreichen, aber so ist das nun mal.

In der Praxis fällt mir immer wieder auf, dass die Pflegekräfte ihre Arbeiten oft oberflächlich durchführen. Die Pflegeplanung wird unvollständig geschrieben, die Risikoerfassungen werden nicht regelmäßig erhoben, Flüssigkeitsbilanzierungen werden am Ende des Tages nicht summiert und Prophylaxen nur ansatzweise durchgeführt. Ich könnte diese Aufführung um einiges erweitern. Diese Defizite kommen jedoch nicht immer aus Unwissenheit oder mangelnder Kompetenz der Pflegekräfte zustande. Es fehlt einfach an Zeit und Personal. Pflegende sind meist bemüht, allen Anforderungen gerecht zu werden, können dies jedoch zeitlich meist nicht schaffen.

Dies bringt folgende Konsequenzen mit sich: **Pflegende sind unzufrieden und haben Selbstzweifel**, da sie ihre Arbeit nicht schaffen und Pflegeinterventionen nur lückenhaft durchführen können. **Patienten sind unglücklich und erleiden durch die unzureichende Versorgung einen schlechteren Gesundheitszustand**, wie z. B. Zahnprobleme, Druckgeschwüre oder Gelenksversteifungen. Aber auch die **Leitungen des Hauses riskieren, dass Pflegedefizite an die Öffentlichkeit gelangen** und die Kunden entsprechend fernbleiben. Des Weiteren fürchten sie sich davor, dass **Prüfinstanzen die Mängel sichten** und den Angestellten gefährliche Pflege unterstellen.

Wie Sie sehen, sind alle Beteiligten unglücklich mit der Situation. Aufgrund dessen muss etwas verändert werden. Da ich Ihnen leider keine weiteren Fachkräfte auf Ihren Wohnbereich schicken kann, müssen Sie selbst Änderungen vornehmen.

> Erledigen Sie nur 70 Prozent der Ihnen gestellten Aufgaben und führen Sie diese durchdacht und korrekt durch!

Sie müssen Ihren gesunden Menschenverstand einsetzen und sich im Klaren sein, was Sie durchführen werden und was nicht. Sie können sich dabei nicht immer auf die Aussagen und Vorstellungen anderer verlassen. Jeder hat nun mal einen anderen Blickwinkel auf die Pflege, mit den unterschiedlichsten Wünschen und Bedürfnissen. Die Bewohner möchten gern, dass Sie lange Gespräche mit ihnen führen. Der Pflegelehrerin ist es wichtig, dass Sie den Patienten so waschen, wie es im Lehrbuch steht. Sie müssen jedoch für sich die Entscheidung treffen, wie Sie am besten pflegen möchten und können. Einige fürchten jetzt wahrscheinlich, durch diese Haltung ihren Job verlieren zu können. Dazu möchte ich Ihnen sagen, dass es natürlich darauf ankommt, welche Prioritäten Sie setzen. Wenn Sie fortan nur noch Gespräche mit den Bewohnern führen und keinerlei Schreibarbeit mehr leisten, gehe ich auch davon aus, dass Ihr Arbeitsplatz berechtigterweise gefährdet ist. Wenn Sie die Risikoerfassung zur Kontrakturgefährdung nur noch bei Patienten ausfüllen, die tatsächlich ein Risiko aufweisen, anstatt bei Personen, die komplett mobil sind, ist das meiner Meinung nach vertretbar. Natürlich wird es Leitungen geben, die auf alten Regeln beharren und keinerlei Kompromisse eingehen. Und wenn Sie unter so einer Leitung mit veraltetem Führungsstil und festgefahrenen Ansichten die einzige Angestellte sind, die Prioritäten setzt, kann es natürlich auch sein, dass Sie die Arbeitsstelle wechseln müssen. Aber das ist dann wahrscheinlich auch besser so. Und ich kann Sie beruhigen, Sie finden sicherlich einen neuen Arbeitsplatz. Wir leben in einer Zeit, **liebe Pflegekräfte**, wo Sie mitentscheiden dürfen und müssen, wie Pflege gestaltet werden kann und soll. Die Gesellschaft und auch Ihre Vorgesetzten brauchen Sie. Ich möchte Ihnen noch ein kleines Fallbeispiel an die Hand geben, das verdeutlicht, in was für einem Zwiespalt manchmal Pflegende stehen und wie unsicher sie teils damit umgehen.

Ein Praxisbesuch bei einer meiner Pflegeschülerinnen im zweiten Ausbildungsjahr stand an. Die Aufgabenstellung lautete, bei einem pflegebedürftigen Menschen mit Diabetes mellitus ein medizinisches Fußbad durchzuführen. Die Schulklasse wurde einige Zeit davor natürlich mit entsprechendem theoretischen Wissen geschult.
Als ich an der Eingangstür des Heimes ankam, empfing mich die Schülerin freundlich, war jedoch sichtlich nervös. Wir setzten uns in das Dienstzimmer, um das Vorgespräch

zu starten. Sie berichtete mir die wichtigsten Daten zu der Bewohnerin und beantwortete korrekt die fachlichen Fragen, die ich ihr stellte.

Um 7.30 Uhr kamen wir im Bewohnerzimmer an.

Die Schülerin wollte mit dem praktischen Teil beginnen.

Die Bewohnerin war jedoch weg! Nach einigen Minuten Suchaktion wurde die Frau im Frühstücksraum gefunden. Eine Kollegin hatte den Praxisbesuch vergessen und die Dame zum Frühstück gebracht. Die Seniorin war jedoch sehr freundlich und sagte, dass sie auch später weiterfrühstücken könne.

Als das Fußbad nun endlich beginnen konnte, entdeckte ich das hübsche Wasserthermometer. Die Schülerin erzählte mir, dass sie das am gleichen Tag noch gekauft hat, weil es im ganzen Haus kein Thermometer gab. Das verwunderte mich doch sehr und ich fragte mich, ob hier noch nie bei einem Bewohner ein medizinisches Fußbad durchgeführt worden war. Mein Verdacht bestätigte sich, als ich sah, wie die ältere Frau reagierte, als ihr erst der eine, dann der andere Fuß in die viel zu kleine Waschschüssel gestellt wurde. Auf Nachfrage berichtete die Auszubildende, dass es auf dem Wohnbereich keine größere Schüssel gab. Die Bewohnerin fragte die Schülerin, was sie da eigentlich mit ihren Füßen mache. Daraufhin fragte ich die Bewohnerin, ob ein medizinisches Fußbad denn zum ersten Mal bei ihr durchgeführt werde. Sie bejahte.

Die Schülerin kommentierte das nicht. Nachdem die Füße von der Schülerin abgetrocknet und mit einem Spiegel übertrieben lang nach Hautauffälligkeiten inspiziert worden war, konnte die Frau endlich weiterfrühstücken. Zu dem Praxisbesuch gehörte eigentlich eine Übergabe an eine Fachkraft, es hatte jedoch niemand Zeit für die Schülerin und mich.

Beim Nachgespräch brach die Schülerin in Tränen aus und erzählte mir, dass die Fachkräfte das nie mit ihr geübt haben. Außerdem bekam Sie keine Zeit zugesprochen, um sich auf den Praxisbesuch vorzubereiten. Das medizinische Fußbad hatte sie im vollen Umfang zum ersten Mal durchgeführt. Dazu kam, dass es neben dem Thermometer und einer angemessenen Waschschüssel nicht mal einen geeigneten Badezusatz gab. Ich versuchte, die Schülerin zu beruhigen. Die Notenvergabe fiel mir sehr schwer.

Wir sehen hier deutlich, dass die Schülerin versucht hat, es allen recht zu machen. Sie wusste, wie ein medizinisches Fußbad theoretisch hätte durchgeführt werden müssen. In der Praxis war das aber nicht oder nur erschwert möglich. Ich hätte mir gewünscht, dass die Schülerin mir im Vorfeld klar aufgezeigt hätte, wie die Umstände in dem Heim sind. Sie hätte Prioritäten setzen und dazu stehen müssen – egal welche Note sie letzten Endes dafür bekommen hätte.

Keine Zeit zum Pflegen –
Falsches Zeitmanagement?

Diese provokante Fragestellung beantworte ich mit Ja und Nein. Ich hoffe, dass Sie nun nicht verärgert sind und das Buch in den nächsten Mülleimer werfen.

Eines ist klar: Sie haben wenig Zeit und können all die Arbeiten, die an Sie herangetragen werden, nicht zur Zufriedenheit aller erledigen. Aber es gibt Möglichkeiten, Zeitressourcen zu schaffen, da bin ich mir sicher. Ich möchte Sie nicht mit Zeitmanagementtechniken oder Zeitanalysetheorien quälen. Das hilft uns nicht weiter. Vielmehr möchte ich Sie dazu motivieren, Ihren Berufsalltag und sich selbst zu reflektieren. Nur dann lassen sich zeitfressende Monster erkennen und Zeitpuffer schaffen.

 Reflektieren Sie Ihren Berufsalltag und schaffen Sie sich Zeitressourcen.

Ich werde Ihnen zuerst einen **üblichen Frühdienst** einer Fachkraft im Pflegeheim vorstellen.

Der übliche Frühdienst in einem Pflegeheim

Uhrzeit	Arbeitsablauf
6.15 – 6.45	Dienstbeginn: Kaffee kochen, Zigaretten rauchen, Gespräche mit den Kollegen über private Dinge führen
6.45 – 7.00	Übergabe vom Nachtdienst
7.00 – 7.10	Vorbereitung der Pflegematerialien (Wäschesäcke bereitstellen, Handtücher holen usw.)
7.10 – 8.00	Pflegerische Versorgung von drei Bewohnern, die zeitig gewaschen werden wollen und ständig klingeln
8.00 – 8.20	Blutzucker und Blutdruck messen, Tropfen stellen
8.20 – 9.00	Beim Frühstückverteilen helfen, Essen anreichen, Medikamente verabreichen
9.00 – 9.05	Raucherpause
9.05 – 10.30	Waschen von fünf Schwerstpflegefällen, aufräumen, Betten beziehen
10.30 – 10.40	Pause, rauchen
10.40 – 11.30	Bewohner lagern, Toilettengänge durchführen, Getränke anbieten, zwischendurch Ärzte kontaktieren und Arztvisiten begleiten
11.30 – 11.40	Tropfen stellen, Blutzucker messen
11.40 – 12.15	Mittagessen verteilen, Essen anreichen, Medikamente verabreichen
12.15 – 12.40	Bewohner zur Toilette begleiten, zum Mittagsschlaf hinlegen, Küche aufräumen
12.40 – 12.50	Raucherpause

12.50 – 13.15	Dokumentation, Kaffee kochen
13.15 – 13.45	Private Gespräche mit dem Spätdienst führen, Kaffee trinken, rauchen
13.45 – 14.00	Übergabe an den Spätdienst, Dienstende

So in etwa wird ein Standardfrühdienst in fast jedem Alten-heim aussehen. Es ist nicht verwunderlich, dass viele Arbeiten nicht ordnungsgemäß durchgeführt werden können. Darunter fallen vor allem die angemessene Pflege der Patienten, die Durchführung von Prophylaxen, eine vernünftige Behand-lungspflege und die Dokumentation.

Wir haben also teils ungepflegte Patienten und daraus ent-steht wiederum Unzufriedenheit – nicht nur bei den Pflege-empfängern, sondern auch bei deren Angehörigen. Langfristig heißt das, dass wir immer mehr Pflegebedürftige mit Kontrak-turen, Druckgeschwüren und Mangelernährung auf den Wohnbereichen haben, was noch mehr Arbeit für uns bedeu-tet. Da die Behandlungspflege nicht korrekt durchgeführt werden kann, entstehen Wunden, die nicht heilen, und es ergeben sich fehlende oder falsche Messwerte von Puls, Blut-druck und Blutzucker. Eine adäquate, ärztliche Therapie ist somit kaum möglich. Und nicht zu vergessen ist die mangel-hafte Dokumentation, zu der unvollständige Pflegeplanungen, unverständliche Pflegeberichte, unrealistische Leistungsnach-weise und lückenhafte Trinkprotokolle gehören. Dadurch gibt es Ärger mit den Leitungen des Hauses, den Ärzten, Prüf-organisationen und auch Kollegen, da sie mit der mangelhaften Dokumentation nicht arbeiten können. Damit schwindet die professionelle Pflege. Zahlreiche Überstunden und der Verzicht von Frühstückspausen können dann auch nicht mehr helfen. Und das, obwohl wir die meiste Zeit im Schweinsgalopp unterwegs sind, vor lauter Arbeit nicht mehr wissen, wo uns der Kopf steht, und erschöpft von der Arbeit nach Hause kommen. Was können wir ändern? Das zeige ich Ihnen anhand eines weiteren Beispiels. Dieses zeigt einen **stressfreieren Frühdienst** einer Fachkraft.

Der stressfreiere Frühdienst in einem Pflegeheim

Uhrzeit	Arbeitsablauf
6.15 – 6.30	Dienstbeginn: Übergabe vom Nachtdienst an den Frühdienst
6.30 – 6.45	Vorbereitung der Pflegematerialien (Wäschesäcke bereitstellen, Handtücher holen usw.)
6.45 – 7.45	Pflegerische Versorgung von zwei bis drei Bewohnern
7.45 – 8.30	Blutzucker und Blutdruck messen, Tropfen stellen, Medikamente verabreichen
8.30 – 9.30	Zwei Pflegebedürftige versorgen
9.30 – 10.15	Pause
10.15 – 11.45	Arbeit im Dienstzimmer: Dokumentation, Akten aktualisieren, Arztvisiten begleiten, Telefonanrufe tätigen, Tropfen stellen, ggf. Behandlungspflege durchführen

11.45 – 12.30	Beim Essenanreichen behilflich sein, Medikamente verabreichen
12.30 – 13.00	Bewohner zur Toilette begleiten, zum Mittagsschlaf hinlegen
13.00 – 14.00	Dokumentation, Übergabegespräch an den Spätdienst, bei Bedarf Fallbesprechungen und Pflegevisiten durchführen, Akten aktuell halten, Dienstende

Den Rauchern unter Ihnen wird sicherlich sofort aufgefallen sein, dass ich die kleinen Raucherpausen gestrichen habe. Einigen wird es schwerfallen, sich daran zu halten, aber ich gehe davon aus, dass Sie einige Stunden ohne Zigaretten auskommen können. Es kann nicht angehen, dass Sie eine Raucherpause machen und im Anschluss einer Bewohnerin mit Schluckbeschwerden das Essen reinschieben, weil die Zeit fehlt. Des Weiteren werden Sie gelesen haben, dass ich einen zusätzlichen Arbeitsblock von 1,5 Stunden für Tätigkeiten im Dienstzimmer eingefügt habe – für einige unvorstellbar. Wir haben es hier aber nicht mit einem Druckfehler zu tun. In der Tat sollte einer Fachkraft diese Zeit zugesprochen werden, um den bürokratischen Teil der Arbeit zu meistern. Heutzutage ist es wichtig, dass Sie die Dokumentation – damit meine ich die Pflegeberichte, die Pflegeplanungen, Biografieerfassungen, Risikoerfassungsbögen, Pflegevisitenprotokolle u. v. m. – auf dem aktuellen Stand halten. Sonst verlieren Sie schnell den Überblick.

> **!** Pflegefachkräften müssen Freiräume geschaffen werden, damit sie den bürokratischen Teil ihrer Arbeit leisten können.

Das heißt natürlich nicht, dass die Senioren auf ihr Mittagessen verzichten oder Lagerungen nicht mehr durchgeführt werden sollen. Es müssen nun die Pflegeassistenten aktiv werden und den Stationsalltag am Laufen halten, damit das examinierte Personal seinen Aufgaben nachkommen kann. **Die Pflegehelfer sind also, und das möchte ich hier ausdrücklich betonen, mindestens genauso wichtig wie das examinierte Personal.**

Von Vorteil wäre es zudem, wenn die Einrichtung zu den Stoßzeiten Küchenhilfen, Sekretärinnen und Haushaltshilfen zur Verfügung stellen würde, damit diese die Betten beziehen, das Essen verteilen und die Küche säubern. Das sind Aufgaben, für die man keine Pflegeausbildung benötigt, also sollten diese auch Personen durchführen können, die keine Pflegeausbildung haben.

> **!** Nicht pflegerische Aufgaben sollten vom Pflegepersonal auch nicht ausgeführt werden. Dafür kann anderes Personal eingesetzt werden.

Wichtig ist, dass Sie oder bestenfalls Ihre Leitungen die Arbeitshochphasen erkennen und zu den Zeiten entsprechend mehr Personal einplanen. Da müssen die Leitungen ihre Analysefähigkeit unter Beweis stellen und entsprechend handeln. Das zählt nun mal auch zu deren Aufgabenspektrum und dafür werden sie schließlich bezahlt.

Wenn zu den Stoßzeiten zusätzlich Personal eingesetzt wird, hat das natürlich auch Nachteile. Mich hat es damals immer wahnsinnig genervt, wenn ich versucht habe, den Dienstplan zu verstehen: Kollegin Anna hat frühen Frühdienst, zusätzlich ist die Hauswirtschafterin Isabella da. Christel hat späten Frühdienst, ich Teildienst, dafür aber späten Spätdienst.

Zum Glück hing neben dem Dienstplan eine große Legende, sodass es mir nach einigen Minuten doch noch einleuchtete, zu welchen Zeiten ich arbeiten musste.

Auch hat es mich sehr gestört, dass viele Informationen verloren gingen, wenn sich einige Kollegen vor dem Übergabegespräch an den nächsten Dienst verabschiedeten. Eine kurze Übergabe fand, wenn überhaupt, nur zwischen Tür und Angel statt. Dies hätte mit einer guten Dokumentation natürlich umgangen werden können. Dazu später mehr.

Ich bin kein Fan von geteilten und gestückelten Diensten. Es ist jedoch nicht möglich, das wenige Personal, das die Einrichtung zur Verfügung hat, durchgehend von morgens bis abends und nachts arbeiten zu lassen.

Man könnte meinen, dass ich dazu tendiere, die **Funktions-pflege** wieder einzuführen. Das heißt, dass eine Pflegekraft eine Tätigkeit bei allen oder vielen Bewohnern durchführt. Das Gegenteil ist die **Bezugspflege**. Hier übernimmt eine Pflegekraft bei einer kleinen Anzahl von Pflegeempfängern alle anfallenden Arbeiten.

⊙ **Funktionspflege**
Pflegerin Laura misst bei allen Bewohnern des Wohn-bereichs den Blutdruck.

⊙ **Bezugspflege**
Pfleger Tom führt bei drei Bewohnern des Wohnbereichs alle anfallenden Aufgaben im Frühdienst durch, also Waschen, Essen reichen, Behandlungspflege usw.

Die Tendenz ging in den vergangenen Jahren immer mehr in Richtung Bezugspflege, zumindest in der Theorie, damit die Senioren sich an nicht so viele unterschiedliche Personen ge-wöhnen müssen. Das ist prinzipiell richtig, in der Praxis jedoch nicht ohne Weiteres umsetzbar. Dafür benötigen wir mehr Personal und vor allem müssten alle Arbeitskräfte einen nahe-zu gleichen Wissens- und Erfahrungsstand haben. Und dem ist gewiss nicht so.

Ich bin der Überzeugung, dass die Bezugspflege angestrebt werden sollte. Wenn dies aber nicht umsetzbar ist, ist die Funktionspflege das kleinere Übel.

> **!** Bezugspflege sollte in der Praxis angestrebt werden, auch wenn diese nicht flächendenkend durchgeführt werden kann.

Wie Sie sicherlich im Praxisalltag erleben, ist der Zeitraum zwischen etwa 7.00 und 10.00 Uhr ganz besonders stressig, da alle Patienten gewaschen werden müssen. Aber muss das wirklich sein?

Erfassen Sie doch einmal, trotz des großen Arbeitsaufwandes, eine ausführliche Biografie bei den pflegebedürftigen Menschen und fragen Sie nach Gewohnheiten und Wünschen bezüglich der Körperpflege. Wenn ich einmal pflegebedürftig werde, möchte ich ganz bestimmt nicht morgens um 7.30 Uhr mit einem Waschlappen im Gesicht geweckt werden.

Ich würde es bevorzugen, jeden oder jeden zweiten Abend zu duschen. Und ganz bestimmt werde ich länger schlafen wollen. Wie Sie sicherlich wissen, gab es früher an den Samstagen den Familienbadetag. Vielleicht würde es dem einen oder anderen Bewohner auch heute noch gefallen, samstags zu baden, anstatt jeden Morgen oberflächlich gewaschen zu werden.

Das Gleiche gilt für das Eincremen. Welcher Senior hat sich denn früher bitte jeden Tag mit einer wohlriechenden Lotion eingecremt, um danach, nach Rosen duftend, im Wald die Bäume fällen zu können? Ich möchte Ihnen damit sagen, dass Sie sich die Arbeit manchmal auch selbst etwas schwer machen.

Orientieren Sie sich an den Gewohnheiten und Wünschen der Patienten. Ich gehe davon aus, dass Sie dann die vielen anfallenden Arbeiten am Morgen etwas niedriger halten können. Dafür muss dann eben der Spätdienst oder das Personal, welches an den Wochenenden Dienst hat, mal jemanden duschen.

Ich habe schon Arbeitskollegen gehört, die an Sonntagen gesagt haben, dass sie heute einen ruhigen Dienst machen, weil ja an und für sich kein Arbeitstag sei. Das ist Quatsch. Oder bekommen Sie für die Arbeit an einem Sonntag weniger Geld als an einem Dienstag?

> Verteilen Sie die Aufgaben der besonders arbeitsintensiven Phasen über den ganzen Tag und auf die Wochenenden.

Weiterhin sollten Sie versuchen, **die Bewohner und auch die Angehörigen mit in Ihre Arbeit einzubeziehen**. Das ist vielleicht anfangs ungewohnt und zeitweise aufwändiger, aber langfristig kann es Ihnen einiges an Arbeit abnehmen.

> Lassen Sie sich von Pflegebedürftigen und deren Angehörigen helfen oder diese einfache Aufgaben übernehmen.

Sie haben somit Zeit für andere Pflegemaßnahmen. Zudem fühlen sich die Patienten gebraucht und bleiben fit. Eine Bewohnerin könnte z. B. die Getränke der Mitbewohner im Speisesaal auffüllen und ein Bewohner die gewaschenen Netzhosen falten oder die Brote für die Tischnachbarn schmieren. Das alles sollte natürlich unter hygienischen Bedingungen passieren und vor allem unter dem Einverständnis der Patienten. Die Angehörigen könnten z. B. darin angeleitet werden, mit ihrem Elternteil Bewegungsübungen durchzuführen oder das Essen anzureichen. Nicht alle Angehörigen werden das machen wollen, aber einige sind sicherlich froh, helfen zu können.

Sie müssen schauen, wie auf Ihrem Wohnbereich Zeitressourcen geschaffen werden können. Fangen Sie an, Ihre Arbeit zu reflektieren. Beobachten Sie auch Ihre Kollegen und machen Sie sie freundlich darauf aufmerksam, an welchen Stellen ein Umdenken von Vorteil wäre. Sprechen Sie im Team über zeitfressende Maßnahmen, Arbeitshochphasen und über Möglichkeiten, diesen entgegenzuwirken. Diskutieren Sie mit Ihrer Pflegedienstleitung oder Einrichtungsleitung Ihre Vorschläge und Änderungswünsche. Dabei müssen Sie wohlüberlegt vorgehen und gut argumentieren können.
Ich wünsche Ihnen viel Erfolg!

PFLEGE
AM LIMIT

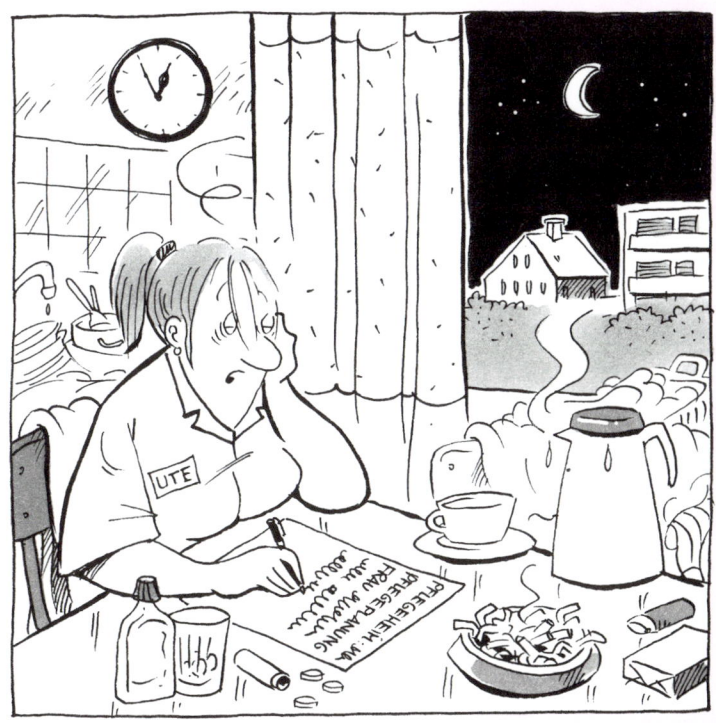

Helfersyndrom – Fluch und Segen

Ich bin keine Ärztin und möchte hier keine Ferndiagnosen stellen, aber ich gehe davon aus, dass viele in der Pflege arbeitende Personen an einem Helfersyndrom leiden oder zumindest an einem ausgeprägten Bedürfnis, anderen Menschen helfen zu wollen. In einem gewissen Grad helfen zu wollen, ist sicherlich in Ordnung, meiner Ansicht nach sogar wertzuschätzen. Einige jedoch übertreiben es. Ich habe Pflegeschüler, Pflegehelfer und Fachkräfte kennengelernt, die ihren Beruf nicht als solchen gesehen haben, sondern eher als das Leben.

> Altenpfleger und Gesundheits- und Krankenpfleger sind Berufe. Nicht mehr und nicht weniger!

Warum stürzen sich manche Personen so sehr in das Berufsfeld Pflege? Ich denke, dass diese in der Rolle der helfenden Person ihre eigenen Probleme ein Stück weit verdrängen können. Wir kennen das doch alle aus dem Alltag: Wenn die Nachbarin erzählt, wie schlecht es ihr geht, denken wir uns im Nachhinein, dass es uns doch ziemlich gut erwischt hat. Auch vermute ich, dass die Personen sehr viel Wert darauf legen, von Menschen gelobt und geschätzt zu werden, ja, die Retter in der Not zu sein. Natürlich tut es uns gut, wenn ein

Bewohner sich herzlich bedankt und seine Wertschätzung zeigt, wenn wir ihn zur Toilette begleiten. Ich spreche aber über die Personen, die sich über ihre Arbeit definieren und ohne ihren Job zugrunde gehen würden. Das kommt auch in anderen Branchen vor, aber in der Pflege ist die Anzahl solcher Personen doch recht hoch.

Diese Tatsache schadet an und für sich erst einmal niemandem. Auf Dauer wird eine solche Pflege aber nicht gut gehen, denn die eigenen Probleme gehen schließlich durch den Beruf nicht einfach weg. Sie werden nur beiseitegeschoben und kommen irgendwann mit aller Wucht wieder zum Vorschein. Und bei der Arbeit ist auch nicht immer Friede, Freude, Eierkuchen. Irgendwann kommt der Zeitpunkt, wo die Bewohnerin Frau Miller sich nicht mehr für die Bemühungen des Pflegepersonals bedankt, sondern aufgrund ihrer demenziellen Veränderung mit der Gehhilfe auf die Pflegenden einschlägt. Oder der liebe Opa Heinz liegt plötzlich tot im Bett.

Das selbst erschaffene Gerüst von Wertschätzung, Nähe und Gebrauchtwerden gibt es dann in dem Maße nicht mehr. Das kann für die Menschen mit einem Helfersyndrom oder übermäßigem Interesse, helfen zu wollen, extrem belastend sein. Das Gerüst zerfällt und die eigentlichen Probleme kommen zum Vorschein. Ich möchte Ihnen von einer Altenpflegeschülerin berichten.

Ramona war damals 35 Jahre alt, Akademikerin, verheiratet und hatte zwei Kinder. Sie gab vom ersten Tag an 110 Prozent, war extrem wissbegierig und hinterfragte alles. Ihre Lehrerin hatte sie als Schülerin mit gestrecktem Finger, in der ersten Bankreihe sitzend, noch genau vor Augen.

Nach dem ersten Praxisblock führte die Lehrerin mit den Schülern vier Reflexionsstunden oder, besser gesagt, „Traumaaufarbeitungsstunden" durch. Ramona fiel ihr dabei besonders auf. Sie berichtete, wie bereichernd und schön die Zeit in der Praxis war, schilderte dann aber auch dramatische Ereignisse, die sie immer wieder zu Tränen rührten. Sie war in jeder Hinsicht sehr emotional. Der Lehrerin fiel es damals sehr schwer, die richtigen Worte zu finden und Ramona auf den Boden der Tatsachen zurückzuholen. Sie weiß nicht, ob sie es geschafft hat. Die weitere Zeit mit Ramona verlief ähnlich. Manchmal war sie voller positiver Energie, sehr häufig aber auch zu Tode betrübt. Selbst Kleinigkeiten haben Ramona völlig umgehauen. Trotzdem hat sie die Examensprüfung erfolgreich bestanden und ist nun als Fachkraft in Heimen unterwegs.

Die Lehrerin fragt sich immer mal wieder, ob der Beruf für Ramona gut sei, und zieht Folgendes in Betracht: Entweder Ramona schließt erfolgreich eine Psychotherapie ab und wird ihren Beruf mit einem gewissen, emotionalen

Abstand professionell und zufrieden die nächsten Jahre weiterführen oder sie wird einen Burn-out oder Zusammenbruch erleiden und ihrem Beruf nicht mehr nachgehen können.

Die Erzählung von Ramona ist ein extremes Beispiel. Es gibt Pflegende, die sehr emotional und besorgt sind, aber natürlich sind nicht alle so. Einige laufen jedoch potenziell Gefahr, so zu werden. Das fängt schon damit an, dass eine gewisse Anzahl von Pflegenden ihre hilfebedürftigen Patienten am liebsten mit nach Hause nehmen würde.

Wenn ich die letzten Jahre in der Pflege Revue passieren lasse und mir meine damaligen Kollegen einzeln anschaue, denke ich, dass man bei einigen eine Gefahr der Übereifrigkeit und den damit verbundenen Versuch, die eigenen Probleme zu verdrängen, erkennt.

Ich möchte diejenigen dazu ermutigen, die sich auch nur ansatzweise in Ramona wiederfinden, externe Hilfe in Anspruch zu nehmen. Wie Ihnen jetzt klar sein müsste, sind Sie gewiss nicht allein. Allen anderen wünsche ich ein offenes Ohr und Auge ihren Kollegen und Angestellten gegenüber.

 Suchen Sie sich professionelle Hilfe, wenn Sie merken, dass Sie emotional zu sehr in Ihrem Beruf verstrickt sind.

Nähe und Distanz –
Wie findet man den Mittelweg?

An einem Schultag stand das Unterrichtsthema „Nähe und Distanz in der Pflege" auf dem Plan. Die Schüler sollten Beispiele aus der Praxis nennen, in denen sie zu viel Nähe zum Bewohner empfunden haben und sich mehr Distanz gewünscht hätten. Es folgten viele interessante Beiträge und rege Diskussionen. Ich war erstaunt darüber, dass die Meinungen zu dem Thema deutlich auseinandergingen.

Ein Erlebnis von Alexander blieb mir besonders in Erinnerung. Alexander arbeitete in einem Bereich für demenziell erkrankte Menschen. Er erzählte, dass es dort einen Bewohner gab, der immer wieder die Nähe zu ihm suchte. So schob dieser eines Tages seine Hand unter den Pullover des Schülers und streichelte ihm seinen Rücken. Alexander fand das völlig in Ordnung und streichelte anschließend auch den Rücken des Seniors. Einige Schüler des Kurses waren entsetzt und meinten, dass so etwas viel zu weit ginge. Andere hingegen befürworteten Alexanders Vorgehensweise.

Was meinen Sie? Wäre Ihnen das zu viel an Nähe und Körperkontakt? Jeder Einzelne muss für sich entscheiden, was vertretbar und angenehm für ihn ist. Meine Distanzgrenze wäre im dem Fall schon eher erreicht gewesen. Das Verhalten von Alexander ist aber nicht unbedingt falsch. Ihm und auch dem Bewohner ging es gut in der Situation.

Ich habe viele Pflegende kennengelernt, die die Nähe zu den Patienten geradezu gesucht haben. Sätze wie *„Oma Inge, komm mal her, ich will dich in den Arm nehmen, ich hab dich doch so lieb!"* oder *„Ich könnte dich knutschen!"* sind keine Seltenheit.

Nähe hat jedoch nicht ausschließlich mit Körperkontakt zu tun. Ich kann meiner besten Freundin ganz nah sein, wenn ich mit ihr persönliche Gespräche am Telefon führe, obwohl wir 450 Kilometer voneinander entfernt wohnen. Ich nenne das die **kommunikative Nähe**.

Es kommt immer wieder vor, dass zwischen Pflegebedürftigen und Pflegekräften eine so starke Bindung entsteht, dass sie sich über die privatesten Dinge in ihrem Leben unterhalten.

Ich habe meinen Patienten nie erzählt, wenn ich z. B. mal Stress mit meinem Freund hatte, aber anderen mag das gefallen. Und solange beide Seiten damit zufrieden sind, spricht an und für sich nichts dagegen. Sie müssen auf sich hören und das machen, was Ihnen guttut. Vergessen Sie jedoch nicht, dass es sich bei aller Fürsorge und Nähe um Ihren Beruf handelt und die Patienten kein Ersatz für Ihre Oma oder Ihren Opa sind.

Wichtig ist zudem, dass auch die alten Menschen ihre ganz eigenen, individuellen Vorstellungen von Nähe und Distanz haben. Ein Bewohner mag es, in den Arm genommen zu werden, ein anderer geht schon auf Abstand, wenn Sie ihm die Hand reichen wollen.

Sie sollten Ihre Patienten beobachten, um zu erkennen, wie viel Nähe oder Distanz sie wünschen.

Ganz unterschiedlich gehen Bewohner auch auf das Vermitteln von Distanz ein. So kann es sein, dass ein Kunde beleidigt reagiert, wenn Sie ihn nur mit Handschuhen waschen möchten. Wichtig ist, sich selbst zu kennen und auf sich zu hören, aber auch auf die Bedürfnisse und Abneigungen des Kunden zu achten. Es ist nicht immer einfach, einen Mittelweg zu finden, damit Pfleger und Gepflegter sich in jeder Situation wohlfühlen. Wenn Sie aber mit einer gewissen Portion Empathie ausgestattet sind, wird Ihnen das sicherlich in den meisten Fällen gelingen.

Sexualität –
Wenn der Pflegebedürftige
nicht nur gepflegt werden will

Ein besonderes Augenmerk möchte ich an dieser Stelle auf die sexuellen Bedürfnisse unserer Patienten legen. Wenn Sie schon einige Zeit in der Pflege arbeiten, können Sie sich bestimmt an zahlreiche Erlebnisse erinnern, die mit Sexualität zu tun hatten. Ich möchte Ihnen dazu mein prägendstes Erlebnis erzählen.

Es war mein drittes Ausbildungsjahr. Mein letztes Praktikum durfte ich in der Gerontopsychiatrie durchführen. Der Einsatz gefiel mir besonders gut, weil die Arbeit mit den Pflegebedürftigen sehr interessant war und die Zusammenarbeit mit den Kollegen Spaß machte und meist reibungslos funktionierte. Ich war in der Regel zu jedem Dienst einer Bewohnergruppe zugeordnet. Dazu zählten Menschen mit den unterschiedlichsten Krankheitsbildern. In einem Zimmer wohnten zwei junge Männer.
Ich denke, sie waren zwischen 30 und 40 Jahre alt. Beide konnten sich, aufgrund ihrer Krankheitsbilder, verbal nicht verständlich ausdrücken, sodass die Versorgung eine besondere Herausforderung darstellte.
Einer der jungen Männer, ich nenne ihn Karl, hatte eine genaue Vorstellung davon, wie er gepflegt werden wollte. Er konnte recht energisch werden, wenn eine Pflegehand-

lung nicht seinen Wünschen und Bedürfnissen entsprach.
Trotzdem bin ich sehr gern in das Zimmer gegangen, um
die beiden zu versorgen.

Eine Sache bereitete mit jedoch Bauchweh und Kopfzerbrechen. Gegen Abend sollte ich Karl mit einem Urinalkondom versorgen. Dabei wird eine Art Kondom über
den Penis gezogen, an dessen oberem Ende sich ein kleiner
Schlauch befindet, woran ein Beutel hängt, der den Urin
auffängt. Die Handhabung mit einem solchen Pflegeutensil ist nicht so einfach. Dazu kam auch noch, das Karl
einen erigierten Penis bekam, sobald ich ihm das Urinalkondom aufsetzen wollte. Das machte das Anbringen
natürlich noch schwieriger, als es eh schon war. Karl war
die Situation unangenehm. Er wurde ärgerlich, wahrscheinlich auf sich selbst. Ich hatte einen hochroten Kopf
und stand da, mit einem erigierten Penis in der einen und
einem Urinalkondom in der anderen Hand. Eines Tages
kam Pfleger Christian zu Tür herein und musste sich das
Lachen verkneifen, als er Karl und mich in dem peinlichen
Moment sah. Er fragte mich sofort, ob ich eine andere
Bewohnerin versorgen könne. Ich war froh über seine
Reaktion und konnte mich aus dem Zimmer schleichen.
Im Anschluss sagte er mir, dass es wirklich eine blöde
Situation gewesen sei und er von nun an diese Tätigkeit
übernehmen würde. Zum Glück hatte ich einen so netten
und aufmerksamen Kollegen.

Einige von Ihnen werden denken, dass ich mich ja schon vorher an meine Kollegen hätte wenden können, um das Problem zu thematisieren. Mir war es damals aber so unangenehm, dass ich mich das einfach nicht getraut habe. Auch dachte ich, dass ich diese Aufgabe doch schaffen müsse. Immerhin war ich ja schon am Ende meiner Ausbildung.

Was für den einen selbstverständlich ist, muss für den anderen noch lange nicht so sein. Sicherlich würde ich heute anders mit der Situation umgehen. Heute bin ich aber auch zehn Jahre älter und habe entsprechend schon einiges erlebt. Aber unangenehm wäre mir so ein Vorfall sicherlich auch noch in 20 Jahren.

In unseren Pflegeeinrichtungen arbeiten viele junge Menschen. Einige von ihnen sind wahrscheinlich noch sexuell unerfahren, sollen aber die intimsten Stellen von Senioren waschen. Das ist nicht einfach. Wenn man schon länger in der Pflege arbeitet und die Intimwaschung der Kunden schon zur Routine geworden ist, vergisst man schnell, wie die ersten Erfahrungen mit solch intimen, extrem körpernahen Erlebnissen waren.

Die älteren Pflegekräfte sollten den jüngeren zur Seite stehen und versuchen, sich in sie hineinzuversetzen. Es wäre sicherlich hilfreich, wenn routinierte Pflegekräfte bei den ersten Körperwaschungen dabei wären. Sprechen Sie mit ihren jungen Kollegen über ihre ersten körpernahen Erlebnisse und die damit verbundenen Ängste und Schamgefühle. Und die Personen, die neu in der Pflege sind, kann ich nur ermutigen, mit Kollegen oder auch Mitschülern oder Lehrern über ihre Erlebnisse und damit verbundenen Probleme zu sprechen. Sie sind mit Ihrem Unbehagen nicht allein. Gespräche mit Personen, die Ähnliches fühlen oder gefühlt haben, können Wunder bewirken.

 Stehen Sie jungen und neuen Pflegenden zur Seite, wenn diese erste intime Pflegeleistungen erbringen.

Problematischer wird es natürlich, wenn die alten Menschen ein ausgeprägtes sexuelles Verlangen haben oder aber aufgrund diverser Erkrankungen ihre sexuellen Bedürfnisse nicht mehr beherrschen.

Ich kann Ihnen nicht genau sagen, wie oft ich von Pflegeheimbewohnern angetatscht oder gebeten wurde, mit Ihnen ins Bett zu gehen. Und es sind nicht immer die alten Männer, sondern auch die Frauen, die solche Wünsche äußern.

Zum Glück kam ich in solchen Situationen mit einem klaren Nein gut zurecht. Ich war den Menschen nicht böse über deren Verhalten. Deren Krankheitsbilder waren mir bekannt und ich wurde meistens im Vorfeld von meinen Kollegen über das ausgeprägte Sexualbedürfnis bestimmter Bewohner informiert. Leider gibt es aber auch die anderen Fälle. Ich habe von Pflegenden schon verschiedenste Erzählungen gehört, von Situationen, in denen die Kunden ein klares Nein nicht verstanden oder akzeptierten. In einem solchen Fall müssen Sie sich direkt an Ihre Kollegen, am besten an Ihre Leitung, wenden – ohne Wenn und Aber.

 Melden Sie sich sofort bei Ihrer Leitung, wenn Sie sich sexuell belästigt fühlen.

Je nach Zustand des Pflegebedürftigen müssen Gespräche auf oberer Ebene geführt werden, um ihm klarzumachen, dass ein solches Verhalten im Hause nicht geduldet wird. Bei manchen Krankheiten oder degenerativen Veränderungen macht es wenig Sinn, logische Gespräche zu führen und auf Verständnis zu hoffen. In diesem Fall ist es ein Muss, den Kunden mit zwei Pflegekräften zu versorgen. Auf keinen Fall sollte eine junge oder unerfahrene Pflegerin allein in das Zimmer geschickt werden.

Ich denke, ich muss hier nicht erwähnen, dass Sie nicht dafür zuständig sind, einen Pflegebedürftigen zu befriedigen, auch wenn er es z. B. aufgrund von bestimmten Erkrankungen nicht mehr selber kann. In einem solchen Fall gibt es die Möglichkeit, entsprechende Personen ins Haus zu holen, die sich bewusst und freiwillig dafür entschieden haben, sexuelle Dienstleistungen an anderen Menschen durchzuführen. Es kommt natürlich auch darauf an, wie die Leitung der Einrichtung dazu steht. Manche werden eine offene Haltung dem gegenüber haben, einigen wird es jedoch die Schamesröte ins Gesicht treiben, wenn Sie das Thema ansprechen sollten. Ich persönlich finde es eine gute Möglichkeit, dem sexuellen Verlangen der Pflegebedürftigen nachzukommen.

Es gibt jedoch auch, und das erlebe ich recht häufig, Situationen, in denen Pflegende nicht korrekt mit den sexuellen Bedürfnissen der älteren Menschen umgehen. Solange ein Bewohner sein sexuelles Verlangen ausleben möchte, ohne sich selbst und anderen zu schaden, sollte dies toleriert werden.

> **!** Sexuelle Bedürfnisse von Senioren sollten ernst genommen werden. Es ist unprofessionell und respektlos, sich darüber lustig zu machen.

Ich habe das Gefühl, dass die Gesellschaft der Überzeugung ist, dass alte Menschen keine Lust mehr empfinden und keinen Sex mehr haben können, wollen oder sollen. Das ist natürlich ein Irrglaube. Das sexuelle Verlangen verändert sich sicherlich, ist aber ab einem gewissen Lebensjahr nicht einfach verschwunden. Dieses Bedürfnis bleibt uns in der Regel sehr lange, in vielen Fällen sogar bis zum Lebensende, erhalten.

Ich hoffe, dass sich unsere Gesellschaft, und vor allem das Pflegepersonal, über die Sexualität unserer Alten informiert und sich auf den aktuellen Stand bringt. Es gibt einiges an guter Literatur, die sich mit dem Thema befasst.

Die teils alten Denkmuster der Pflegenden bezüglich der Sexualität im Alter spiegeln sich im Pflegealltag wider.

Und ich finde das erschreckend. Ich habe schon viele Gespräche mitbekommen, in denen Pflegekräfte sich über Bewohner lächerlich gemacht oder abwertend über Sie gesprochen haben. Sätze wie *„Der Alte holt sich abends immer einen runter. Perverses Schwein!"* oder *„Die macht es sich selbst, der habe ich erst mal einen Overall angezogen, damit sie die Hände von sich lässt!"* sind immer wieder zu hören.

Ich verstehe das nicht. Lassen Sie den Senioren doch ihren Spaß. Pflegekräfte müssen die Privatsphäre ihrer Kunden wahren und respektieren. Das fängt damit an, dass Sie anzuklopfen haben, wenn Sie das Bewohnerzimmer betreten. Wenn Sie jemanden beim Masturbieren erwischen oder ein altes Paar sehen, das sich näherkommt, ist es ein No-Go, mit Ihren Kollegen darüber herzuziehen. Manchmal ist es richtig, Erlebnisse für sich zu behalten.

Aggressionen in der Pflege – das Tabuthema

Aggressionen in Pflegeeinrichtungen kommen nicht nur vereinzelt vor, sondern stehen auf der Tagesordnung. Es wundert mich, dass es dennoch wenig darüber zu lesen gibt und die Menschen nur selten darüber sprechen.

Wir können hin und wieder aus Zeitungen entnehmen, dass in irgendeinem Heim eine Bewohnerin von einem Pfleger geschlagen wurde. Anschließend wird zwei Wochen lang in Fernsehshows darüber diskutiert. Die Gesellschaft schlägt die Hände über dem Kopf zusammen, weil sie nicht fassen kann, wie schlimm die Pflegekräfte sind.

Nach kurzer Zeit oder spätestens, wenn die gewalttätige Pflegekraft suspendiert wurde, beruhigen sich die Gemüter wieder. Themen wie die Angst vor Terroranschlägen, Machtkonflikte in fernen Ländern, der Gewinner von *Ich bin ein Star – Holt mich hier raus!"* oder *„Germany's next Topmodel"* stehen nun ganz oben auf der Gesprächsliste der Deutschen. Das sind mehr oder weniger wichtige Themen, aber die Aggressionen in unseren Heimen dürfen nicht in Vergessenheit geraten. Dieses Tabuthema muss in den Fokus gerückt werden, um es verstehen und vorbeugend agieren zu können.

Es ist schwierig, Aggressionen zu definieren. In Pflegeeinrichtungen kommen verschiedene Arten zum Vorschein. Ich möchte Ihnen vier aufzeigen, die meiner Ansicht nach am häufigsten gegenüber Patienten in Pflegeheimen vorkommen:

Vier Gewaltarten gegenüber Patienten

1. **Verbale Aggressionen**
   anschreien, nachäffen, ignorieren ...
2. **Körperliche Aggressionen**
   schlagen, schubsen, grob ankleiden ...
3. **Handeln gegen den Willen**
   Essen in den Mund schieben, Beine zur Intimpflege auseinanderreißen ...
4. **Unterlassung von Hilfestellungen**
   Bedürftige lange auf Toilette sitzen lassen, Essenstablett in nicht erreichbare Nähe stellen, Notklingel für Patienten nicht zugänglich machen ...

Aggressionen fangen meines Erachtens dann an, wenn jemandem absichtlich Schaden zugefügt wird. Natürlich gibt es verschiedene Schweregrade. Es ist ein Unterschied, ob eine Pflegekraft einen Bewohner anschreit oder krankenhausreif zusammenschlägt. Egal um welche Art von Aggressionen es sich handelt: Sie dürfen auf keinen Fall geduldet werden.

 Aggressives Verhalten darf in der Pflege nicht geduldet werden.

Bevor wir jedoch unsere Pflegekräfte dafür verurteilen, dass sie ihre Aggressionen den Pflegebedürftigen gegenüber herauslassen, sollten wir uns fragen, wie es so weit kommen kann. Sicherlich arbeiten auch in der Pflege vereinzelt Menschen, die generell ein erhöhtes Aggressionspotenzial aufweisen. Diese Personen gibt es in allen Berufen. Nur es kommt selten vor, dass Gewalt gegenüber Kollegen oder Vorgesetzten angewandt wird. Gewalt lässt man eher an Personen aus, die einem unterlegen sind, wie z. B. an Kindern oder eben alten, geschwächten Menschen.

Ich gehe davon aus, dass viele Pflegende, die ihre Aggressionen gegenüber ihren Kunden aufzeigen, über ihre eigene Aktion oder Reaktion erschrocken sind. Der Pflegeberuf ist vor allem für die Psyche enorm belastend. Hinzu kommen die teils schlechten Arbeitsbedingungen. Das führt dazu, dass die Pflegenden ständig unter Hochspannung arbeiten müssen. Der Druck kommt von allen Seiten. Sie sind ständig bemüht, es allen recht zu machen. Wenn dann z. B. Bewohner versorgt werden müssen, deren Pflege sehr anspruchsvoll ist, kann das Fass zum Überlaufen kommen. Einige wissen dann nicht, wie sie damit umgehen sollen. So kann es sein, dass Sie den Kunden zu fest anpacken, ihn schlagen, anschreien und beschimpfen. Das ist schlimm und darf nicht passieren.

Pflegende müssen ein alternatives Ventil für ihren Frust finden. Sie könnten beispielsweise den Raum verlassen, kurz an die frische Luft gehen, mit Kollegen über das Befinden sprechen oder auf ein Kissen einschlagen. Es gibt einige Möglichkeiten, wie man mit seinen Aggressionen umgehen kann. Deswegen rate ich Pflegenden, die Probleme damit haben, dringendst, externe Hilfe in Anspruch zu nehmen.

Wenn Sie Aggressionen verspüren und nicht wissen, wie Sie damit umgehen sollen, oder gar aggressiv gegenüber Ihren Kunden sind, müssen Sie dringendst Hilfe in Anspruch nehmen. Suchen Sie sofort eine Beratungsstelle auf.

Schwierig ist es auch, wenn Sie Arbeitskollegen beobachten, die sich aggressiv verhalten. Die Frage ist, wie Sie am besten damit umgehen. Sie dürfen nicht einfach die Augen verschließen und so tun, als hätten Sie nichts gesehen. Sie müssen handeln. Am besten suchen Sie zuerst das Gespräch mit der betroffenen Pflegekraft. Machen Sie direkt auf das Thema aufmerksam und bieten Sie Hilfe an. Wenn das nicht ausreicht, sollten Sie auf jeden Fall mit Ihrer Pflegedienst- oder Einrichtungsleitung sprechen.

Ich habe vor einigen Jahren eine Pflegehelferin beobachtet, wie sie bei einer immobilen Bewohnerin das Mittagessen auf das Nachtschränkchen stellte, jedoch so, dass die Frau nicht herankam. Ich habe sie anschließend darauf hingewiesen. Sie zuckte nur mit den Schultern. Die darauffolgenden Tage habe ich die Helferin weiter beobachtet und dabei gab es mehrere Situationen, in denen mir ihr Umgang mit den Kunden nicht gefallen hat. Ich hatte das Gefühl, dass mich meine Kollegin nicht gut leiden konnte, also versuchte ich nicht, noch ein weiteres Mal mit ihr darüber zu sprechen.

So kam es, dass ich mich an meine Pflegedienstleitung wendete und ihr den Fall mit dem Mittagessen berichtete. Diese jedoch reagierte völlig anders als erwartet. Sie gab mir die Schuld daran. Sie meinte, dass ich meinen Wohnbereich nicht im Griff hätte und dafür verantwortlich sei, wie diese Helferin arbeite. Ich war völlig schockiert. An meine Heimleitung brauchte ich mich nicht zu wenden, da sie mich nicht unterstützt hätte.

Ein paar Monate später kündigte ich. Heute arbeitet die Pflegeassistentin zum Glück nicht mehr in der Pflege.

Dieser Fall verlief alles andere als positiv. Ich habe jedoch den Eindruck, dass viele Pflegedienstleitungen in unseren Heimen arbeiten, die sich des Themas Aggression sehr wohl annehmen und Ihnen mit Rat und Tat zur Seite stehen.

Bisher habe ich über die aggressiven Pflegekräfte geschrieben. Es kommt jedoch auch häufig vor, **dass Pflegekräfte beschimpft, bespuckt und geschlagen werden**. Das ist natürlich hoch belastend.

Ich habe das Gefühl, dass solche Vorfälle unter Kollegen häufig nicht ernst genommen oder sogar ins Lächerliche gezogen werden. Auch ich habe schon einige Male eine Gehhilfe auf den Kopf bekommen, wurde angespuckt und mit der Hand geschlagen. Ich kam immer ohne Verletzungen aus den Situationen, aber lustig fand ich das nicht.

Nach einem solchen Vorfall habe ich mich immer gefragt, warum der Bewohner mir gegenüber aggressiv war. Hatte er Angst? War er wütend oder hilflos? Hat er für sich keine andere Möglichkeit gefunden, sein Empfinden zum Ausdruck zu bringen? Meistens konnte ich mir anschließend erklären, wie es so weit kommen konnte. Ich habe versucht, zukünftig anders mit der jeweiligen Person umzugehen. Eine Bewohnerin habe ich z. B. morgens zügiger gewaschen, weil ich bemerkte, dass sie nach einer gewissen Zeit ungeduldig wurde und dann zugeschlagen hat. Das Waschen hat dann recht gut funktioniert. Eine andere Frau, die blind war, informierte ich fortan mehr und klarer über meine Pflegehandlungen. Das gab der Frau Sicherheit und somit hatte sie keinen Grund mehr, mich anzuspucken.

Wie Sie sehen, mache ich den Menschen keinen Vorwurf. In vielen Fällen ist es in der Tat so, dass wir uns und unsere Pflege an dem Menschen ändern müssen, damit der Pflegeempfänger erst gar nicht aggressiv reagieren muss. Um dies zu erreichen, sollten Sie sich **selbstkritisch reflektieren**, sich **in den Bewohner hineinversetzen** und **seine Biografie kennen**. Beachten Sie auch, dass eine ruhige Kommunikation viele Streitpunkte und Unklarheiten aus dem Weg räumen kann.

Eine **Fallbesprechung** mit Ihren Kollegen kann ebenfalls sehr hilfreich sein. Einige Pflegekräfte werden sicherlich froh und erleichtert sein, wenn die Aggressionen eines Bewohners endlich angesprochen werden.

Andere haben für sich vielleicht schon eine Strategie entwickelt, wie sie am besten mit dem aggressiven Pflegebedürftigen umgehen. Also, nutzen Sie die Chance, sich im Team mit solchen Fällen auseinanderzusetzen. Das sind natürlich keine Wundermittel gegen die Aggressionen aller Pflegebedürftigen. Es gibt auch die ganz harten und schwierigen Fälle. Personen, die, egal was man tut, andere schlagen, beißen und kratzen. In solchen Fällen sollte der Pflegeempfänger durch zwei Personen versorgt werden. Und manchmal führt kein Weg daran vorbei, die Betroffenen medikamentös so gut einzustellen, dass sie sich selbst und anderen keinen Schaden zufügen. Aber das sollte wirklich das letzte Mittel der Wahl sein.

Leider bieten Betriebe selten **Unterstützungsangebote zur Prävention und Bewältigung von Gewalt** an, obwohl dies für die Beschäftigten sicherlich von Vorteil wäre. Streng genommen ist jeder Arbeitgeber dazu verpflichtet, für einen sicheren Arbeitsplatz zu sorgen. Er muss die Gefahren ermitteln, auswerten und entsprechende Maßnahmen einleiten. Sie können Ihre Pflegedienstleitung ja einmal nach Unterstützungsangeboten, in Form von Seminaren oder Kursen, für die Pflegemitarbeiter fragen. Zudem ist es wichtig, dass Pflegeschulen prophylaktisch handeln. In der Ausbildung könnte z. B. ein Kurs zur Aggressionsbewältigung stattfinden.

Wenn Pflegende
zu Gepflegten werden

Pflegekräfte sind besonders gefährdet, selbst zu Pflegefällen zu werden. Alkoholismus, Drogenkonsum und psychische Erkrankungen sind nach jahrelanger Beschäftigung im Pflegeberuf keine Seltenheit. Wenn sich Pflegende für die Tätigkeit entscheiden, wissen sie nur zum Teil, was auf sie zukommen wird. Sie sind dann schockiert, wie es in der Praxis tatsächlich abläuft. Viele sind enttäuscht, weil sie nicht so pflegen können, wie sie sich es vorgestellt haben. Personalmangel, Zeitdruck und hohe Anforderungen sind Hürden, die tagtäglich bewältigt werden müssen. Das ist auf Dauer sehr anstrengend für Körper und Seele. Zusätzlich verlangt der Beruf, bestimmte Herausforderungen zu meistern, wie z. B. die Suche nach dem Mittelweg von Nähe und Distanz oder den Umgang mit dem sexuellen Verlangen einiger Kunden. Nicht zu vergessen sind auch die Aggressionen seitens der Pflegeempfänger, mit denen sich die Pflegenden auseinandersetzen müssen.

Alles zusammen betrachtet, kann man gut nachvollziehen, dass sich viele Pflegekräfte mit Kaffee und Energydrinks wach halten, zu aufputschenden Medikamenten oder nach dem Dienst zu Alkohol greifen, um runterzukommen. Es ist keine Seltenheit, dass Pflegende Drogen einnehmen, um den stressigen Berufsalltag und den psychischen Druck aushalten zu können. Durch den Konsum wird es immer schwieriger, den Alltag zu meistern, also den Haushalt zu erledigen, für die Kinder zu sorgen und soziale Kontakte aufrechtzuerhalten. Alles wird zu viel. Weitere Probleme, z. B. mit dem Ehemann und den Kindern, sind vorprogrammiert. Gegen diese Probleme werden wieder Drogen eingesetzt. Man kann sehr schnell in einen Teufelskreis geraten, wenn nicht vorzeitig die Notbremse gezogen wird.

Ähnlich verläuft es mit einem Burn-out bzw. Erschöpfungszustand. Zuerst möchte man euphorisch seine Arbeit in Beruf und Privatleben meistern. Energiereserven werden aufgebraucht, um den Anforderungen aller gerecht zu werden. Und irgendwann ist es so weit, dass der Körper resigniert. Er will den ganzen Stress nicht mehr mitmachen und zeigt dies z. B. durch Gereiztheit, Lustlosigkeit oder Schlafstörungen. Die Signale werden von den Betroffenen jedoch häufig verdrängt und nicht als Warnsignale des Körpers wahrgenommen. Und dann dauert es nicht mehr lange, bis gar nichts mehr geht. Man ist nicht mehr in der Lage, seine Arbeit zu verrichten und seinem Beruf nachzugehen. Nicht selten resultieren aus dem Zustand eine Berufsunfähigkeit und die Unterbringung in einer Klinik. Das folgende Beispiel erklärt Ihnen das Zustandekommen einer Erschöpfung in Pflegeberufen und wie Sie dieser entgegenwirken.

Stellen Sie sich vor, dass Sie ein Eimer sind, in dem das Wasser Ihre Stimmung anzeigt. Ist der Eimer gut gefüllt, sind Sie voller Energie und Lebensfreude.

*Es kann jedoch auch passieren, dass sich im Eimer Löcher bilden, durch die die Lebensenergie abfließt. Faktoren, die zu Löchern im Eimer führen und die an der Lebensenergie zerren, können beispielsweise **Geldsorgen**, **Überforderung bei der Arbeit**, **Ärger mit den Kindern** oder **die Angst, den Arbeitsplatz zu verlieren**, sein. Je mehr Löcher sich im Eimer befinden, die das Wasser sinken lassen, desto schlechter geht es Ihnen: Müdigkeit, Abgeschlagenheit und Erschöpfung machen sich breit. Über einen Wasserhahn wird neues Wasser, also neue Lebensenergie, zugeführt. Das sind Dinge, die Ihnen im Leben guttun und bei denen Sie Kraft tanken können, wie z. B. **Gespräche mit dem Partner, eine Urlaubsreise** oder **die Anerkennung Ihres Chefs für Ihre Leistungen**. Sie sollten also immer darauf achten, dass Sie genügend Wasser in Ihrem Eimer haben. Lassen Sie durch Dinge, die Ihr Wohlbefinden fördern, neues Wasser in den Eimer und stopfen Sie die Löcher, indem Sie versuchen, Ihre Probleme zu bewältigen.*

Menschen, die in einem Pflegeberuf arbeiten, müssen ganz besonders auf sich achtgeben. Dafür sind in erster Linie Sie selbst verantwortlich. Wie sagt man so schön: Jeder ist seines Glückes Schmied. Und das ist tatsächlich so. Ich möchte Ihnen am Ende dieses Kapitel folgende Tipps ans Herz legen, die auch mir schon geholfen haben:

14 Tipps für achtsames Arbeiten in der Pflege

1. Sehen Sie Ihren Beruf als solchen an und nicht als Ihren Lebensinhalt.
2. Geben Sie 100 Prozent Ihrer Arbeitsleistung, aber nicht mehr.
3. Gestehen Sie sich ein, dass Sie es nicht allen recht machen können.
4. Verzeihen Sie sich Fehler.
5. Hören Sie auf sich und weniger auf andere.
6. Sagen Sie auch mal Nein.
7. Setzen Sie Grenzen und halten Sie diese ein.
8. Akzeptieren Sie die Kritik von anderen Personen.
9. Achten Sie auf Warnsignale Ihres Körpers.
10. Denken Sie als Erstes an sich und dann an die anderen.
11. Planen Sie feste Ruhezeiten für sich ein.
12. Gönnen Sie sich zwischendurch etwas Schönes.
13. Sprechen Sie mit anderen, wenn Sie Probleme haben.
14. Suchen Sie sich professionelle Hilfe, wenn Sie schwerwiegende Probleme und Belastungen nicht bewältigen können.

ÜBERWACHUNGSFELD PFLEGE

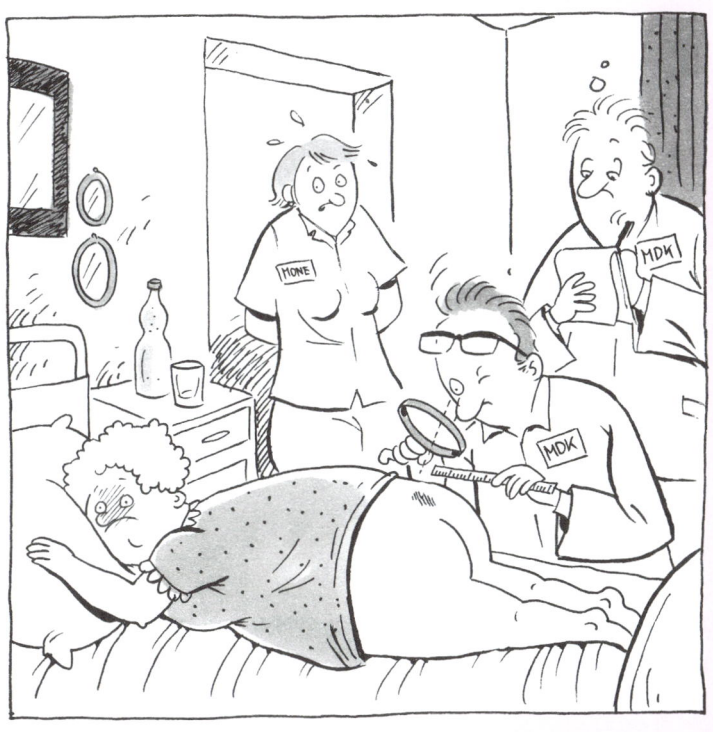

Wenn die Heimleitung über die Flure schleicht

Es gibt unterschiedliche Arten von Heimleitungen. Besonders beliebt sind diejenigen, die freundlich zu ihren Angestellten sind, Wertschätzung zeigen und individuell auf die Bedürfnisse des Personals eingehen.

Dann gibt es jene, die man so gut wie nie zu sehen bekommt. Sie sitzen in ihrem Kämmerlein und lassen den Mitarbeitern zeitweise Verfahrensanweisungen zukommen. Den Kontakt zu den Pflegern hält dann die Pflegedienstleitung mehr oder weniger aufrecht.

Meiner Erfahrung nach ist jedoch folgende Spezies besonders verbreitet: Diese Einrichtungsleitungen laufen mindestens 3-mal täglich über jeden einzelnen Wohnbereich und sind mit starrem Gesichtsausdruck auf der Suche nach Fehlern. Dabei ist es egal, um welche Fehler es sich handelt. Sei es, dass die Pflanze im Eingangsbereich drei Zentimeter nach rechts verschoben wurde, eine Bewohnerin eine Tasse Kaffee verschüttet hat, die nicht sofort beseitigt werden konnte, oder dass eine Zimmerklingel länger als zehn Sekunden läutet. Die Hintergründe sind egal. Fehler ist Fehler. Statt direkter Rückmeldung gibt es die Information, dass man sich am Folgetag, um Punkt 8.00 Uhr, im Büro des Chefs zu melden hat. Und dann geht es erst richtig los. Von der Einrichtungsleitung werden 25 gravierende Fehler vorgetragen, ohne dass sie dabei auch nur einmal zwischendurch Luft holt. Die meisten davon werden Ihnen sicherlich nicht einmal aufgefallen sein. Nach der Standpauke fühlen Sie sich nicht einfach nur schlecht, sondern sind auch der Meinung, dass Sie Ihre Arbeit nicht gut genug erledigt haben.

Solche Vorgesetzte kriegen es immer wieder hin, dass man tatsächlich an sich und seiner Leistung zweifelt, obwohl man sich vor dem Gespräch fest vorgenommen hat, das Übel selbstbewusst über sich ergehen zu lassen. Natürlich ist es wichtig, dass Ihre Leitung einen Blick auf das Geschehen im Hause hat. Es ist auch richtig, dass sie auf Fehler hinweist. Allerdings kommt es darauf an, wie sie die Pflegenden darauf aufmerksam macht. Vorgesetzte vergessen manchmal, dass sie mit Ihnen in einem Boot sitzen. Der einzige Unterschied ist, dass die Leitung das Kommando hat und die Pflegekräfte rudern müssen. Doch wenn das Boot untergeht, sinken alle. Das sollten Sie sich immer vor Augen halten, wenn Sie ein schwieriges Gespräch mit Ihren Vorgesetzten vor sich haben.

Wir sollten uns die Frage stellen, warum einige Einrichtungsleitungen auf einen solchen Führungsstil zurückgreifen. Haben sie es vielleicht so gelernt und sind der Überzeugung, dass dies der beste Weg ist, ein Boot an die richtige Stelle zu befördern? Das kann sein. Ich gehe davon aus, dass viele Leitungen einfach enorm unter Druck stehen. Einrichtungsleitungen sind nicht der Kopf des großen Ganzen. Über ihnen stehen, außer bei privaten Trägern, noch eine ganze Reihe übergeordnete Personen, in der Regel männlichen Geschlechts, aber das nur nebenbei. Regionalleiter, Vorstandsmitglieder und Vorstände sagen der Einrichtungsleitung, wo es langgeht. Und wenn die Leitung in Ihrer Einrichtung einen autoritären Führungsstil hat, kann man davon ausgehen, dass deren Vorgesetzten noch um einiges schlimmer sind. Die obere Spitze interessiert es meist nicht, warum die Einrichtungsleitung kein Personal bekommt, die Zahlen im Minus oder in einem Monat 15 Bewohner verstorben sind. Die Zahlen müssen stimmen und das Geld muss fließen. Der Rest ist unwichtig. Aufgrund dessen kann ich die Einrichtungsleitungen teilweise verstehen, wenn sie gestresst sind und ihren Druck an die Angestellten weitergeben. Sinnvoll ist das jedoch nicht.

Zudem hat jede Pflegeeinrichtung ihren eigenen Charakter, also ihre eigene Kultur, die gelebt wird. Das merken Sie schon beim Betreten des Hauses. Die Leitung hat großen Einfluss auf die Atmosphäre. Ist diese negativ, werden auf Dauer die Kunden und auch die Pflegekräfte fernbleiben. Das geht eventuell nur gut, wenn es im Umkreis wenig Konkurrenz gibt.

Ich kann Ihnen, **liebe Einrichtungsleitungen** – sofern Sie sich wiedererkennen –, nur raten, sich ein anderes Ventil für Ihren Druck zu suchen. Ihre Mitarbeiter haben das Ruder in Hand. Vorgesetzte können froh sein, dass Pflegekräfte sich dessen oft nicht bewusst sind.

Bei den **Pflegedienstleitungen** sehen wir dieses Phänomen auch immer wieder, nur extremer. Sie sitzen direkt zwischen den Stühlen, zwischen der Einrichtungsleitung und dem Pflegepersonal, also zwischen Theorie und Praxis. Diese Position ist sicherlich alles andere als einfach. Die theoretischen Anforderungen steigen und die Personen in der Praxis gehen an ihre Grenzen. Die Pflegedienstleitung muss schauen, dass sie zwischen den beiden Parteien vermittelt, und ist dafür verantwortlich, dass die Pflege eine gute Qualität aufweist. Wenn Pflegekräfte also nicht gut pflegen, fällt das in aller Regel auf die Pflegedienstleitung zurück. Sie muss dafür geradestehen und Antworten geben, wie es zu den Missständen kommen konnte.

Pflegedienstleitungen gehen unterschiedlich mit ihrer Rolle um. Manche kommen damit sehr gut zurecht und bekommen es sogar hin, dass beide Parteien – Pflegekräfte und Einrichtungsleitung – einigermaßen zufrieden sind.

> **!** Pflegedienstleitungen stehen zwischen Theorie und Praxis. Sie sind dafür verantwortlich, dass die Pflege qualitativ hochwertig ist. Für Pflegefehler von Pflegekräften müssen auch sie geradestehen.

Einige Pflegedienstleitungen, ähnlich wie bei den Einrichtungsleitungen, reagieren jedoch völlig anders.
Ich habe in den letzten Jahren viele Pflegedienstleitungen kennengelernt und musste leider feststellen, dass die meisten völlig überfordert waren und mit dem Druck und den hohen Anforderungen nicht umgehen konnten. Das ist nachvollziehbar, aber nicht von Vorteil. Es nutzt niemandem etwas, wenn

die Pflegedienstleitung gestresst durch das Haus hetzt und jeden anpflaumt, der ihr in die Quere kommt. Die Leitung sollte ihr Verhalten zügig ändern oder gar die Einrichtung verlassen. Ansonsten werden die Mitarbeiter sich nach und nach eine andere Stelle suchen und diese auch finden. Pflegedienstleitungen haben meist einen wirklich schweren Stand. Es bedarf einer Reihe von Kompetenzen und eines vernünftigen Führungsstils, um solch eine Position gut auszuführen. Ich möchte an dieser Stelle jedoch kein Anforderungsprofil für die Stelle als Pflegedienstleitung formulieren.

Vielmehr möchte ich Ihnen, **liebes Pflegepersonal**, raten, Ihre Leitungen mit anderen Augen zu sehen und ihnen anders zu begegnen. Wenn Sie mal wieder wegen Nichtigkeiten einen auf den Deckel bekommen, rufen Sie sich ins Gedächtnis, in welcher Situation Ihr Vorgesetzter steckt. Seine schlechte Laune gilt wahrscheinlich nicht Ihnen persönlich, sondern seinem Chef oder irgendjemand anderem.

 Nehmen Sie die Launen Ihrer Vorgesetzten nicht persönlich. Oft hat es nichts mit Ihnen zu tun.

Ihr Vorgesetzter findet sicherlich kein anderes Ventil für den Frust und Ärger. Vielleicht schaffen Sie es, insgeheim eine Art Mitgefühl für seine Überforderung aufzubringen. Schaffen Sie eine Schutzschicht zwischen unfairen Angriffen und sich selbst. Respekt gegenüber Vorgesetzten zu haben, ist meiner Ansicht nach wichtig, nicht aber ein Gefühl von Angst oder Unterwürfigkeit.

Sie brauchen sich aber auch nicht alles gefallen zu lassen. Wenn die Situation mit einem Ihrer Vorgesetzten zu schwierig wird, müssen Sie ein Gespräch mit der Person suchen und Ihre Kritik auf Augenhöhe kommunizieren. Falls das nichts nützt, sollten Sie sich an deren Vorgesetzten wenden, egal wer das ist. Sie als Angestellter sollten sich das Recht herausnehmen, respektvoll behandelt zu werden. Sie sind ja nicht weniger Wert als Ihr Vorgesetzter, nur weil er ein paar Euro mehr verdient. Wie zu Beginn des Kapitels erwähnt, sitzen Sie alle in einem Boot. Das müssen Sie begreifen und auch Ihre Leitungen.

Das wachsame Auge
der Angehörigen

Einmal führte ich mit einer Frau ein Gespräch, in dem ich erfuhr, dass ihr Schwiegervater vor Kurzem in einem Altenheim verstorben ist. Sie erzählte, dass er dort nicht gut versorgt wurde. Beispielsweise saß ihr Schwiegervater einmal im Pyjama in der Wohnküche, weil er seltsamerweise keine Hosen mehr im Schrank hatte. Ein anderes Mal wurde er tagelang nicht rasiert, weil sein elektrischer Rasierapparat für einen anderen Mann genutzt und nicht zurückgebracht worden war.

Die Frau sagte ihrer Schwiegermutter damals, dass sie sich beschweren müsse. Aber diese verneinte und meinte, dass man so etwas nicht tun könne. Sie möchte ja keinen Ärger.

Ja, solche Angehörigen gibt es. Das sind **„die Guten"** im Munde der Pflegekräfte.

Dann gibt es noch die Angehörigen, die es eigentlich nicht gibt, da sie niemals in die Einrichtung kommen, um ihren Angehörigen zu besuchen. **„Die Unsichtbaren"** machen in der Regel einen großen Anteil an Angehörigen aus. Pflegekräfte finden das in aller Regel gemein, unmenschlich und ein Verhalten, was nicht zu verstehen ist. Aber eigentlich sind sie doch ganz froh, dass die Angehörigen nicht kommen, denn somit haben Sie allem Anschein nach weniger Arbeit.

Besonders schlimm sind jedoch die Angehörigen, die einfach nur nerven. **„Die Nervigen"** kommen fast täglich in die Einrichtung und überprüfen, wie Mutter oder Vater versorgt werden. Sie stellen wahnsinnig viele Fragen und sind nicht leicht zufriedenzustellen. Man könnte fast meinen, sie würden das Beste für ihren Elternteil wollen.

Welcher Typ Angehöriger wären Sie, wenn Ihre Mutter oder Ihr Vater schwer krank in einem Altenheim liegen würde? Nehmen Sie sich einen Moment Zeit und überlegen Sie.

Ich wäre sicherlich „die Nervige". Denn ich weiß, dass Pflegebedürftige besser versorgt werden, wenn die Angehörigen ein Auge auf die Pflege haben und sich melden, wenn sie nicht zufrieden sind. Ich würde alles Erdenkliche tun, damit meine Mutter oder mein Vater bestmöglich gepflegt wird. Dabei wäre es mir egal, ob die Pflegekräfte mit einer Person weniger im Dienst arbeiten oder noch keinen Kaffee getrunken haben. Ich wäre sehr verärgert, wenn der elektrische Rasierapparat von meinem Vater bei einem anderen Bewohner genutzt wird. Sie etwa nicht?

Die Rolle des Angehörigen ist ganz anders als jene, die Sie als Pflegekraft einnehmen. Als professionelle Pflegerin sollten Sie bemüht sein, sich in die Rolle der Angehörigen hineinzuversetzen.

> Versuchen Sie, sich in die Lage der Angehörigen zu versetzen. Vielleicht können Sie dadurch deren Verhalten besser verstehen und ihnen verständnisvoller begegnen.

Ein Angehöriger muss sich dagegen noch lange nicht in Ihre Rolle hineinversetzen. Er ist Kunde, das ist nicht sein Job. Schauen wir uns doch einmal an, mit welchen Problemen **„nervige Angehörige"** zu tun haben könnten und welche Gedanken sie allem Anschein nach plagen, die sie zu ihrem Verhalten veranlassen.

· ·

Die sieben Sorgen der nervigen Angehörigen

1. **Geldsorgen**
   Viele Angehörige müssen regelmäßig höhere Beträge für die Pflege aufwenden.

2. **Hoher Zeitaufwand**
   Die meisten Angehörigen fühlen sich verantwortlich, den Pflegebedürftigen regelmäßig in der Einrichtung zu besuchen, wodurch die eigene Familie, der Beruf oder die Freizeit auf der Strecke bleibt.

3. **Schlechtes Gewissen**
   Fast alle Angehörigen plagen Schuldgefühle und Selbstvorwürfe, den Pflegebedürftigen ins Heim gegeben zu haben.

4. **Angst vor schlechter Pflege**

   Viele Angehörige befürchten, dass ihr Familienmitglied nicht ausreichend oder fehlerhaft versorgt wird.

5. **Angst vor gesundheitlichem Abbau**

   Angehörige befürchten, dass sich der Gesundheitszustand des Pflegebedürftigen verschlechtert.

6. **Vorbereitung auf den Abschied**

   Die Angehörigen müssen sich gedanklich auf den Tod ihres Familienmitgliedes vorbereiten, was mit Angst und Trauer einhergeht.

7. **Hilflosigkeit und Unsicherheit**

   Den Pflegebedürftigen in seiner hilfebedürftigen Rolle zu sehen, kann bei Angehörigen ein Gefühl von Unsicherheit und Hilflosigkeit auslösen.

• •

Es ist ziemlich viel, was Angehörige verarbeiten müssen. Wenn dann noch hinzukommt, dass im Pflegeheim Mängel ersichtlich sind oder teils unmotivierte Pflegekräfte dort arbeiten, macht das die Situation für die Betroffenen natürlich noch schlimmer.

> Das gefühlt nervige Verhalten von Angehörigen kann in vielen Fällen eher als fürsorgliches und ängstliches Verhalten gedeutet werden. Versuchen Sie, das bei Ihrer Arbeit zu bedenken.

MDK – Freund oder Feind?

Zuerst sollten wir klären, was MDK überhaupt bedeutet und was dieser in unseren Pflegeeinrichtungen zu suchen hat. **MDK** ist die Abkürzung für den **Medizinischen Dienst der Krankenversicherung**. Einfach ausgedrückt, ist dieser sozusagen das Dach aller Kranken- und Pflegekassen. Einen MDK, der für verschiedenste Aufgaben zuständig ist, gibt es in jedem Bundesland. Vielleicht haben Sie auch schon von der Abkürzung **MDS** gehört. Sie steht für **Medizinischer Dienst des Spitzenverbandes Bund der Krankenkassen** und ist die Koordinationsstelle aller MDK. Interessanter für uns ist jedoch der MDK selbst. Ich möchte hier auf zwei seiner Aufgaben eingehen, die für uns in der Pflege am relevantesten sind:

1. Wenn sich der Pflegebedarf unserer Kunden erhöht, wird ein Antrag auf Höherstufung der Pflegestufe gestellt. Dann kommt eine Person des MDK ins Haus, um ein Pflegegutachten zu erstellen. Es werden die Akten, vor allem die Pflegeplanung, durchgewälzt und der Patient wird auf seine Fähigkeiten und Einschränkungen geprüft. Der MDK-Mitarbeiter schätzt entsprechend ein, ob der Kunde höhergestuft werden muss. Der Bescheid kommt dann einige Zeit später. Manchmal werden die Anträge abgelehnt. Der Patient oder der Bevollmächtigte hat jedoch die Möglichkeit, Widerspruch einzulegen. Sie sollten wissen: Je höher die Pflegestufe, desto höher die Pflegesätze, desto mehr Personal steht zur Verfügung. Überprüfen Sie regelmäßig, ob die Pflegestufen der Patienten auf Ihrem Wohnbereich aktuell und korrekt sind.

> Achten Sie darauf, dass Ihre Kunden in einer ange-
> messenen Pflegestufe eingestuft sind. Je höher die
> Pflegestufen der Patienten sind, desto mehr Personal
> steht einer Einrichtung zur Verfügung.

2. Die zweite, für uns relevante Aufgabe, mit der sich der
   MDK beschäftigt, ist die **Prüfung der Pflegequalität in
   den Pflegeeinrichtungen**. Als ich 2009 meine Stelle als
   Pflegereferentin antrat, zählte zu meinen Hauptaufgaben
   die Vorbereitung der Einrichtungen auf diese Qualitätsprüfungen. Der Ablauf solcher Besuche des MDK ist immer
   ähnlich. Je nach Größe der Einrichtung werden zwei bis drei
   Prüfer in die Häuser geschickt. Deren Qualifikationen sind
   unterschiedlich. Meist sind es Ärzte und Pflegekräfte mit
   einer Weiterbildung im Qualitätsmanagement. Manchmal
   können auch mehrere Prüfer kommen, denn die Heimaufsicht kommt ab und zu auch gleich mit. Diese überprüft,
   ob das Heim die Anforderungen des Heimgesetzes erfüllt.
   Es wird dann sozusagen alles in einem Abwasch erledigt.
   Wenn also morgens einige Personen mit Aktentasche vor
   der Eingangstür Ihrer Einrichtung stehen, könnte es so
   weit sein. Die Leute kommen nämlich unangekündigt.
   Der Besuch des MDK verläuft in der Regel wie im folgenden
   Beispiel.

Der typische Ablauf einer MDK-Prüfung

Wenn die Einrichtungsleitung und die Pflegedienstleitung hoffentlich gerade im Haus und nicht im Urlaub sind, werden die Prüfer in deren Büro gebeten, um den Ablauf bei einer Tasse Kaffee zu besprechen.

Dann geht es los. Zuerst werden allgemeine Daten der Einrichtung erhoben, wie z. B. die Anzahl der Mitarbeiter, die Pflegeschwerpunkte oder das Vorhandensein eines Qualitätsmanagements. Davon bekommen Sie als Pflegekraft nicht viel mit. Wenn sich die Prüfer aber auf den Weg machen, um Ihren Wohnbereich zu überprüfen, sollten Sie sich voll und ganz auf deren Fragen konzentrieren. In der Regel wird, sobald feststeht, dass die Qualitätsprüfung erfolgt, zusätzliches Personal angefordert. Egal ob Sie sich im Urlaub befinden oder freihaben: Nun zählt jede Pflegekraft. Ein großer Fehler ist es, die Prüfer allein zu lassen. Ich habe selbst erlebt, dass einige Prüfer meinten, Kriterien als nicht erfüllt zu dokumentieren, nur weil sie das entsprechende Formular nicht gefunden haben.

Wenn Sie nun mit dem Prüfer in Ihrem Dienstzimmer sitzen, sollten Sie zuerst einmal tief durchatmen und die Ruhe bewahren. Es werden, je nach Pflegestufe, stichprobenartig Bewohner ausgewählt, die überprüft werden. Wenn deren Vorsorgebevollmächtigte oder gesetzliche Betreuer der Durchführung zustimmen, geht es los.

Sofern der jeweilige Bewohner noch keine geistigen Einschränkungen hat, kann dieser der Prüfung auch selbst
zustimmen. Sie sollten dann alle Akten zusammensuchen,
die es von dem Kunden gibt. Halten Sie die Pflegeplanung,
alle Risikoerfassungen, Stammdaten, das Medikamenten-
blatt, die Biografie, Leistungsnachweise, Pflegeberichte
und Vitalwerte bereit. Der Prüfer wird Ihnen nun viele
Fragen über den Bewohner stellen. Er wird schauen, ob
das, was Sie sagen, auch schriftlich von Ihnen festgehalten
wurde. Es wäre von Vorteil, wenn die Unterlagen auf
einem aktuellen Stand und vollständig sind. Ansonsten
könnte es schwierig für Sie und Ihre Einrichtung werden.
Ich möchte Ihnen keine Angst machen, aber je nach Prüfer
kann es wirklich sein, dass fehlende Einträge als gefährliche
Pflege dargestellt werden. Ganz nach dem Motto:
Was nicht dokumentiert ist, wurde auch nicht durchgeführt. Themen wie die Dekubitusprophylaxe, Ernährungsmanagement, Sturzprophylaxe und Schmerzmanagement
werden gern unter die Lupe genommen.
Zum Schluss wird dann noch die Ergebnisqualität, also wie
der Bewohner aussieht, kontrolliert. Dieser wird dann auf
Hygienemängel oder Pflegefehler überprüft. Und weiter
geht es mit der nächsten Stichprobe.

Eine Qualitätsprüfung kann schon ziemlich an den Nerven zerren. Es ist anstrengend, stundenlang konzentriert Rede und Antwort zu stehen und dabei befürchten zu müssen, dass die Prüfer einen Fehler entdecken könnten. Ich habe schon einige Prüfungen begleitet und muss sagen, dass auch ich danach ziemlich erschöpft war. Besonders anstrengend fand ich jedoch die Pflegenden und Leitungen, die wie die Hühner durch das Haus liefen und sich kritische Blicke zuwarfen. Teils mischten sich auch noch die Vorstände und Geschäftsführer ein, die noch mehr Hektik verbreiteten.

Ich bin einmal zu einer Sitzung von Stuttgart nach Bonn gefahren. Morgens kam ein Anruf meiner Vorgesetzten, dass eine Qualitätsprüfung in einer Pflegeeinrichtung im Schwabenland stattfinden soll. Ich musste tatsächlich umdrehen und mit Vollgas in die Einrichtung fahren, um die Prüfer zu begleiten. Dabei wäre es nur noch eine Stunde Fahrt bis Bonn gewesen.

Ich persönlich finde das etwas übertrieben. Wir brauchen keine Angst vor dem MDK zu haben. Es ist wichtig, zu wissen, dass die Prüfer ganz normale Menschen sind. Mit den meisten kann man sogar ganz normal sprechen. Da die Mitarbeiter des MDK auch eine Beratungsfunktion haben, können sie sogar hin und wieder recht sinnvolle Tipps und Anregungen geben. Sofern Sie wissen, dass Sie Ihre Pflege nach bestem Wissen und Gewissen durchführen und die Akten vollständig sind, brauchen Sie in der Regel keine Sorgen zu haben, dass etwas schieflaufen könnte. Glauben Sie an sich. Außerdem können Sie sich recht gut auf die Überprüfung vorbereiten. Wahrscheinlich hilft Ihnen Ihre Pflegedienstleitung dabei. Es ist sinnvoll, sich vorab mit den Prüfungsthemen auseinanderzusetzen, anstatt an einem Prüfungstag versteinert in der Ecke zu stehen.

> Sie können den Erhebungsbogen bzw. die Qualitätsprüfungs-Richtlinien (QPR), nach denen jede MDK-Prüfung erfolgt, auf der Internetseite des MDS ganz einfach einsehen und runterladen.

Falls es dennoch dazu kommen sollte, dass bei Ihren Bewohnern Mängel festgestellt wurden, kann immer noch Widerspruch eingelegt werden. Und wenn der Fehler tatsächlich zutrifft, stehen Sie dazu und machen Sie es in Zukunft besser. Fehler zu machen, gehört im Leben dazu, denn niemand ist perfekt. Tja, noch nicht einmal der Erhebungsbogen des MDK. Wenn der Einrichtung der Prüfbericht vorliegt und kein Widerspruch eingelegt wurde, wird nach einiger Zeit eine Pflegenote veröffentlicht. Diese können Sie für jede Pflegeinstitution online abrufen. Wenn Ihre Einrichtung eine schlechtere Note als 1,5 hat, liegt sie unter dem Durchschnitt.

Dieses Benotungssystem steht aber auch sehr in der Kritik und gibt keinen wirklichen Aufschluss darüber, wie die Pflegequalität in den jeweiligen Einrichtungen tatsächlich aussieht. Meiner Ansicht nach ist eine Neuregelung notwendig, die auch derzeit in Arbeit ist. Es ist sehr zu befürworten, dass ein neues Verfahren entwickelt wird, das verlässliche Rückschlüsse auf die Pflegequalität von Leistungsanbietern ermöglichen soll. Die Pflegenoten lassen nämlich keine genauen Vergleiche der Pflegequalität zwischen den einzelnen Einrichtungen zu.

Ich wage, zu bezweifeln, ob es generell vonnöten ist und Sinn macht, die Pflegemitarbeiter stets überprüfen und belehren zu wollen. Ich glaube nicht, dass man die Pflegefehler, die den Pflegenden ja sogar meist bewusst sind, mit einem erhobenen Zeigefinger reduzieren kann.

KOMMUNIKATIONS-SCHWIERIGKEITEN IN DER PFLEGE

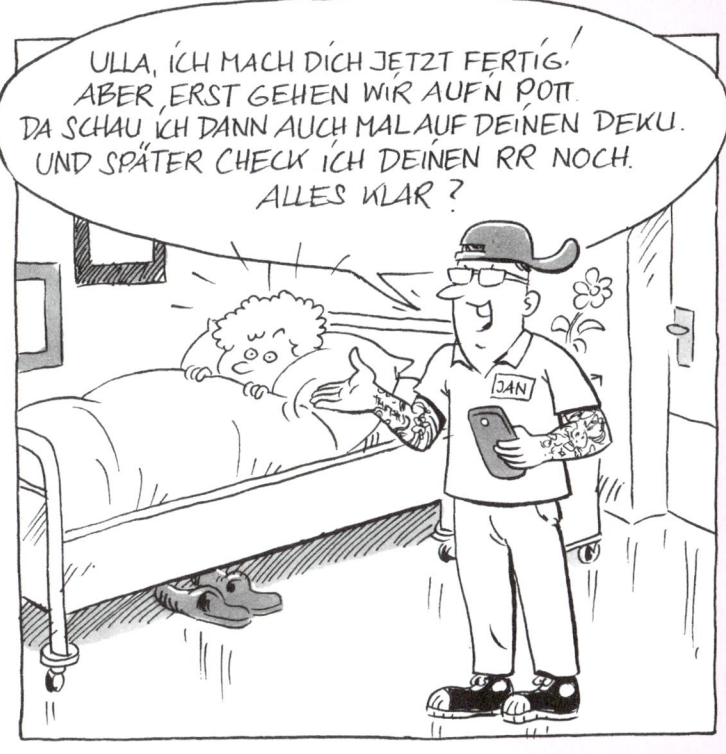

Wenn Pflegende den Mund aufmachen

Reden ist Silber, Schweigen ist Gold. Manchmal wäre es in der Tat ratsam, wenn sich Pflegekräfte an dieses Sprichwort halten. Pflegende reden meist gern und viel. Vor allem erzählen sie von den schlimmen Arbeitsbedingungen, den anstrengenden Pflegebedürftigen und der Pflegedienstleitung, die Unmögliches abverlangt.

Das mag ja alles stimmen, aber was erreichen Pflegende damit? Nicht viel, außer vielleicht das kurzfristige Mitgefühl ihrer Mitmenschen. Reicht Ihnen das? Was wollen Sie eigentlich? Mitleid oder dass sich die Arbeitsbedingungen ändern und Sie als Pflegekraft geschätzt werden? Kommunikation erfordert Energie. Setzen Sie diese effektiv ein? Natürlich können Sie Ihrer besten Freundin erzählen, dass Ihre Wohnbereichsleitung arrogant ist und Sie zu viele Überstunden haben. Sie sollten jedoch nicht in Selbstmitleid versinken oder erwarten, von anderen ständig bemitleidet zu werden.

 Nörgeln bringt nicht viel! Werden Sie aktiv, um die Situation zu verändern!

Ja, es ist richtig, Sie haben einen schweren Job und die Arbeitsbedingungen sind nicht gut. Vielen anderen Menschen auf dieser Welt geht es aber tatsächlich viel schlechter als Ihnen. Sie sollten Ihr Kommunikationsbedürfnis beibehalten, aber eventuell einen anderen Weg einschlagen. Es würde sicherlich mehr Sinn machen, sich bei Personen über Ihre Arbeit zu beschweren, die etwas ändern können. Ihre beste Freundin kann das bestimmt nicht.

Aber das tun viele Pflegende nicht und ich frage mich, woran das liegen mag. Warum schließen Sie sich z. B. nicht Verbänden und Organisationen an, die die Pflege unterstützen? Warum werden Sie nicht politisch aktiv? Warum führen Sie kein Gespräch auf Augenhöhe mit Ihrer Heimleitung? Das wären Wege, die Sie einschlagen könnten, um Veränderungen zu erzielen.

Ich selbst bin bestimmt keine Kommunikationsexpertin, aber ich habe mit 21 Jahren, nachdem ich erkannt hatte, wie schlimm die Situation in Pflegeheimen wirklich ist, versucht, zu handeln. Ich habe meinen unbefristeten Job im Altenheim aufgegeben, um zu studieren, wobei ich nicht daran glaubte, das Studium zu schaffen. Und anschließend habe ich einen Job als Pflegereferentin angenommen, der eine große Herausforderung für mich war. Aber ich wollte lernen und auf dem aktuellsten Stand sein, um meinen Blickwinkel auf die Pflege erweitern und mitreden zu können. Mir war es wichtig, mir meine eigene und vor allem fundierte Meinung zu bilden. Seitdem ich mich intensiv mit dem Thema Pflege auseinandersetze, fällt es mir leichter, effektiv zu kommunizieren. Meiner besten Freundin erzähle ich weiterhin, was mich aufregt und ärgert. Aber ich weiß auch, dass sie die Pflegesituation nicht verändern kann. Ich argumentiere an den Stellen, wo es Sinn macht, zu argumentieren. Es ist z. B. nicht zielführend, aus der

Laune heraus loszuschimpfen. Es bedarf dazu des **richtigen Ansprechpartners, eines breiten Hintergrundwissens** und **guter Argumentationstechniken**. Daran kann man arbeiten.

In der Zeit als Lehrerin für Pflegeberufe habe ich erkannt, dass es viele Schüler gibt, die der deutschen Schrift und Sprache nicht mächtig sind. Darunter waren Schüler, natürlich auch ohne Migrationshintergrund, die nicht wussten, wie sie einen Satz richtig formulieren. Wir brauchen kein Blatt vor den Mund zu nehmen: Dieses Problem ist Fakt! Viele schaffen es einfach nicht, einen korrekten Satz im Pflegebericht zu schreiben oder sich verständlich mit einer Bewohnerin auf dem Wohnbereich zu unterhalten. Meiner Meinung nach ist es unabdingbar, dass Pflegende in Deutschland auch deutsch sprechen und schreiben können.

In der Pflegeschule habe ich viele ausländische Schüler kennengelernt, die sich in der 3-jährigen Ausbildung zum Altenpfleger sprachlich positiv entwickelt haben. Aber es gibt auch die anderen, die sich weniger bemühen. Das ist nicht in Ordnung, weder für die Kollegen noch für den Pflegebedürftigen. Wir brauchen Fachkräfte, die sich verständlich ausdrücken und argumentieren können, ein gewisses Hintergrundwissen haben und ihren Beruf angemessen repräsentieren.

 Pflegekräfte müssen ihren Beruf repräsentieren können.

Mangelnde Deutschkenntnisse sind nur die eine Seite der Medaille, denn auch die Sprache gegenüber den Bewohnern lässt zu wünschen übrig. Nicht ausschließlich schlechtes Deutsch kann zu Problemen führen. Viele Pflegekräfte haben sich angewöhnt, in der **Babysprache** mit den Senioren zu sprechen. Besonders auffällig ist das im Umgang mit demenziell veränderten Personen. Wir dürfen nicht vergessen, dass wir es bei unserer Arbeit nicht mit Babys zu tun haben. Wir arbeiten mit Menschen, die schon sehr viel erlebt haben und mit denen entsprechend respektvoll kommuniziert werden muss.

 Achten Sie auf Ihre Sprache und legen Sie Verniedlichungen und die Babysprache ab! Sie haben keine Babys vor sich, sondern erwachsene Menschen.

Ähnliches gilt den **Wir-Sätzen**, wie *„Wir gehen auf die Toilette!"* oder *„Wir legen uns jetzt in dein Bett!"*. Das sind Formulierungen, die Sie tunlichst vermeiden sollten. Bewohner können darauf irritiert reagieren. Zudem ist diese Sprache nicht professionell. Falls Sie Schwierigkeiten haben, diese Angewohnheiten abzulegen, sollten Sie eine Schulung zu dem Thema besuchen. Bitten Sie Ihre Kollegen, dass sie Sie darauf aufmerksam machen, wenn der Kommunikationsfehler auftaucht.

Nutzen Sie „Wir-Sätze" nur, wenn es angebracht ist!

Problemfeld: Fachchinesisch

Ein sehr interessantes Thema ist die **Fachsprache in der Pflege**. Ich sehe hier einen deutlichen Unterschied in der Gesundheits- und Krankenpflege und der Altenpflege. Altenpfleger kennen meist weniger Fachbegriffe und können diese nicht immer richtig aussprechen. Ich kann mir vorstellen, dass es daran liegt, dass Altenpfleger weniger mit Ärzten kommunizieren als Krankenpfleger. Medizinische Themen und damit verbundene Fachbegriffe werden weniger umfangreich in der Altenpflegeausbildung gelehrt und genutzt. Außerdem haben viele Pflegende aus dem Altenbereich einen Migrationshintergrund und müssen sich verständlicherweise erst einmal bemühen, die deutsche Sprache richtig zu lernen.

In der Krankenpflege sieht das anders aus. Die Schüler lernen schon in der Ausbildung Fachbegriffe kennen und diese tagtäglich zu nutzen. Es gehört zu deren Berufsalltag, mit Ärzten zu kommunizieren, Anordnungen zu verstehen und Gesundheitszustände fachlich korrekt wieder- und weiterzugeben. Leider kommt es jedoch immer wieder vor, dass das Krankenpflegepersonal die Fachsprache nicht mehr ablegen kann oder will. Wenn Krankenschwestern über Ereignisse im Krankenhaus erzählen, können Laien nur die Hälfte verstehen. Auch mit den Patienten wird häufig in der Fachsprache gesprochen, sodass diese nicht selten völlig verwirrt sind. Es kann sein, dass einige Gesundheits- und Krankenpfleger einfach nicht mehr in der Lage sind, anders zu sprechen, ähnlich wie manche Ärzte.

Ich wage jedoch auch, den Verdacht zu äußern, dass diese Personen gern so sprechen, weil sie denken, besonders kompetent und überdurchschnittlich schlau zu sein. Dem ist aber nicht so. Ich persönlich finde diese Art der Kommunikation nicht professionell. Die Kunst ist es, den Mittelweg zu finden. In Situationen, wo Fachsprache gebraucht wird, sollte sie genutzt werden, in den anderen Fällen nicht. Es bringt doch niemandem etwas, wenn keiner versteht, was gesagt wird. Stellen Sie sich vor, Sie haben Handwerker im Haus, die Ihr Bad renovieren. Möchten Sie, dass die Arbeiter alle Arbeitsschritte mit Fachbegriffen erklären? Sicherlich nicht. Sie erwarten, dass Sie verständliche Informationen erhalten. Sie wollen ja kein Experte auf diesem Gebiet werden. Fachsprache ist in jedem Berufszweig zu finden, es ist also kein Zeichen von außerordentlicher Klugheit.

> 💬 Nutzen Sie Fachsprache nur, wenn es angebracht ist! Laien auf dem Gebiet, in der Regel auch Ihre Kunden, verstehen die Sprache nicht.

Allerdings gibt es, wie bereits gesagt, in der Altenpflege auch das Gegenteil, also Fachkräfte, die keine oder nur wenig Fachsprache beherrschen. Das ist wiederum auch nicht gut. Wir brauchen die Fachsprache, um untereinander und mit anderen Berufsgruppen professionell und einheitlich kommunizieren zu können. Umschreiben wir z. B. bestimmte Krankheitsbilder, ist das zu aufwändig und lässt zudem Interpretationsraum zu.

Wenn Sie die Fachsprache nicht beherrschen, kann das auch gefährlich für den Kunden sein. Diagnosestellungen oder ärztliche Anordnungen können falsch verstanden werden. Das kann gravierende Auswirkungen haben.

Wenn ich als Lehrerin oder Pflegereferentin in Pflegeeinrichtungen unterwegs war, habe ich einige Altenpflegekräfte gefragt, welche Diagnosen der Kunde hat und was diese bedeuten. Es ist erschreckend, welche Antworten dabei herauskamen. Da ist ein Apoplex ein Herzinfarkt und eine Nykturie eine besondere Demenzart. Ähnliche Antworten gab es, als ich bei der Indikation von Medikamenten nachhakte. Haldol®-Janssen-Tropfen wurden dann schnell mal zum Abführmittel. So etwas darf nicht passieren.

Apoplex

↳ *Fachbegriff für Schlaganfall*

Nykturie

↳ *Fachbegriff für nächtliches Wasserlassen*

Haldol®-Janssen-Tropfen

↳ *Arzneimittel zur Behandlung von geistigen und seelischen Erkrankungen. Es ist ein Neuroleptikum und wird z. B. bei psychomotorischen Erregungszuständen und Schizophrenie verabreicht.*

Es verlangt keiner von Ihnen, dass Sie immer alle Fachbegriffe kennen. Aber bestimmte Begriffe müssen einfach klar sein. Sie haben die 3-jährige Ausbildung sicherlich nicht zum Zeitvertreib durchgeführt. Wenn es vorkommt, dass Sie mit einem Medikament, einer Diagnose oder einer Anordnung nichts anfangen können, gibt es Nachschlagewerke, die Ihnen helfen können. Wenn Sie nicht ausschließlich auf Wikipedia zurückgreifen, kann auch das Internet gute Definitionen und Erläuterungen liefern.

Wenn keine Antwort kommt – der verstummte Patient

Es gibt verschiedene Gründe, warum ein Kunde nicht oder für uns nicht verständlich spricht, z. B. demenzielle Veränderungen, bestimmte Krankheitsbilder, psychische Probleme, Traurigkeit, Scham oder allgemeine Schwäche. Es stellt viele von uns vor eine Herausforderung, mit diesen Menschen umzugehen. Zu Beginn meiner Tätigkeit als Altenpflegerin fand ich es recht kompliziert, stumme oder kaum sprechende Menschen pflegerisch zu versorgen. Ein Gefühl der Unsicherheit kam auf, wenn keine Antwort von den Patienten kam. Ich wusste ja nicht, ob es dem Pflegebedürftigen gut geht und ob er mit meinen Pflegehandlungen zufrieden ist.

Ich denke, wir sind zu oft darauf bedacht, Rückmeldung auf unser Tun zu bekommen, damit wir unser Handeln und die Situation im Allgemeinen besser einschätzen können. Als Pflegekraft sollte man jedoch die Kompetenz entwickeln, sich selbst reflektieren zu können und Maßnahmen zu hinterfragen. Sagen Sie sich selbst, dass Sie Ihre Handlungen nach bestem Wissen und Gewissen durchführen. Sie brauchen nicht ständig ein Gegenüber, das Ihnen sagt, was Sie gut oder wenig gut tun. Diese Selbstsicherheit wächst jedoch erst mit der Zeit.

> Reflektieren Sie sich und Ihr Tun! Wenn Sie selbstsicher Ihre Arbeit verrichten, sind Sie nicht ständig auf die Rückmeldung anderer angewiesen.

Allerdings kommt es wirklich selten vor, dass ein Mensch gar nicht mehr kommunizieren kann. Wenn Sie die Mimik und Gestik der Pflegebedürftigen über einen längeren Zeitraum beobachten, können Sie sehr wohl erkennen, ob ein Mensch sich wohlfühlt, Angst hat, erschrickt oder müde ist. Die Beobachtung ist hier ein ganz wichtiger Punkt. Dafür bedarf es natürlich Zeit und der Möglichkeit, die Betroffenen regelmäßig zu versorgen.

 Wenn Sie die Mimik und Gestik Ihres Patienten genau beobachten, braucht der Pflegebedürftige nicht zu sprechen, damit Sie ihn verstehen können.

Machen Sie nicht den Fehler, auf das Schweigen mit Schweigen zu reagieren, außer wenn Sie das Gefühl haben, dass der Pflegebedürftige keine verbale Kommunikation wünscht. Informieren Sie den Menschen auf jeden Fall über Ihre Handlungsschritte, über den Wochentag, das Wetter usw.

Es ist für einige sicherlich nicht einfach, den Mittelweg zu finden. Manche Pflegepersonen sprechen gar nicht mit dem Bewohner, andere erzählen jeden Tag aufs Neue ihre ganze Lebensgeschichte, ohne sich dabei auf den Kunden zu konzentrieren. Für mich wäre es eine Horrorvorstellung, wenn ich mir – als der verbalen Sprache nicht mehr mächtiger Mensch – ständig das gleiche Gerede anhören müsste. Und das am besten morgens um 6.30 Uhr, wenn ich noch im Halbschlaf liege. Es ist also wichtig, als Pflegekraft einen Mittelweg zu finden und individuell auf die Menschen einzugehen. Achten Sie auch darauf, falls Sie den Pflegebedürftigen zu zweit versorgen, nicht nur mit Ihrer Kollegin zu quatschen. Das ist unhöflich. Der pflegebedürftige Mensch steht im Mittelpunkt und sollte nicht hilflos unter Ihrem Dialog leiden. Sie haben genug damit zu tun, die Pflege korrekt durchzuführen, den Kunden zu beobachten und entsprechend auf ihn einzugehen.

Besonders interessant ist meiner Meinung nach die **Arbeit mit demenziell veränderten Menschen**. Diese können sich meist verbal, jedoch der Situation nicht entsprechend oder auf den ersten Blick zusammenhangslos äußern. Wenn man eine Zeit lang mit diesen Menschen arbeitet, können wir sehr wohl erkennen, was der Pflegebedürftige zum Ausdruck bringen möchte. Eine große Portion **Einfühlungsvermögen, die Fähigkeit, beobachten zu können**, und **Geduld** sind dabei unabdingbar. Ich möchte Ihnen dazu ein Erlebnis erzählen, das mich damals dazu veranlasste, mich intensiver mit dem Thema Demenz zu befassen.

Ich arbeitete als Altenpflegeschülerin in einem Altenheim. Es war mein erstes Ausbildungsjahr und mein erster praktischer Einsatz. Das Thema Demenz war damals noch nicht in aller Munde und auch in der Schule hatten wir bis zu dem Zeitpunkt nicht darüber gesprochen.

*Mir wurde eine kleine Bewohnergruppe zugeordnet, die
ich morgens pflegerisch versorgen sollte. Dort gab es eine
Pflegebedürftige, deren demenzielle Veränderungen sich
deutlich zeigten. Sie konnte sich nicht verständlich äußern
und reagierte hin und wieder mit Schlägen, wenn ihr
etwas nicht recht war. Es war sehr schwer, Zugang zu
ihrer Welt zu bekommen. Trotzdem mochte ich die Kundin sehr gern und machte es mir zur Aufgabe, das heraus-
fordernde Verhalten der Frau besser zu verstehen.*

*Eines Morgens saß sie im Aufenthaltsraum und hatte
eine Zeitschrift vor sich liegen. Ich sah, wie sie ihren Finger
anfeuchtete und über eine Stelle der Zeitschrift rieb. Als
ich genauer hinschaute, erkannte ich ein Auto, das dort
abgebildet war. Ich fragte sie, ob sie das Auto waschen
würde. Plötzlich wandte sie ihren Blick von der Zeitung
ab und schaute mir tief in die Augen. Das tat sie sonst nie.
Sie strahlte mich an und sagte laut: „Ja!" Ich hatte das
Gefühl, dass sie sich, vielleicht nach langer Zeit, verstanden
fühlte.*

In diesem kurzen Moment, der nun schon viele Jahre zurück-
liegt, habe ich viel lernen können. Mein Umgang mit dieser
Personengruppe hat sich dadurch positiv verändert. Nicht
die Demenzerkrankten müssen uns verstehen, sondern wir sie.

HYGIENE-VERSTÄNDNIS VON PFLEGENDEN

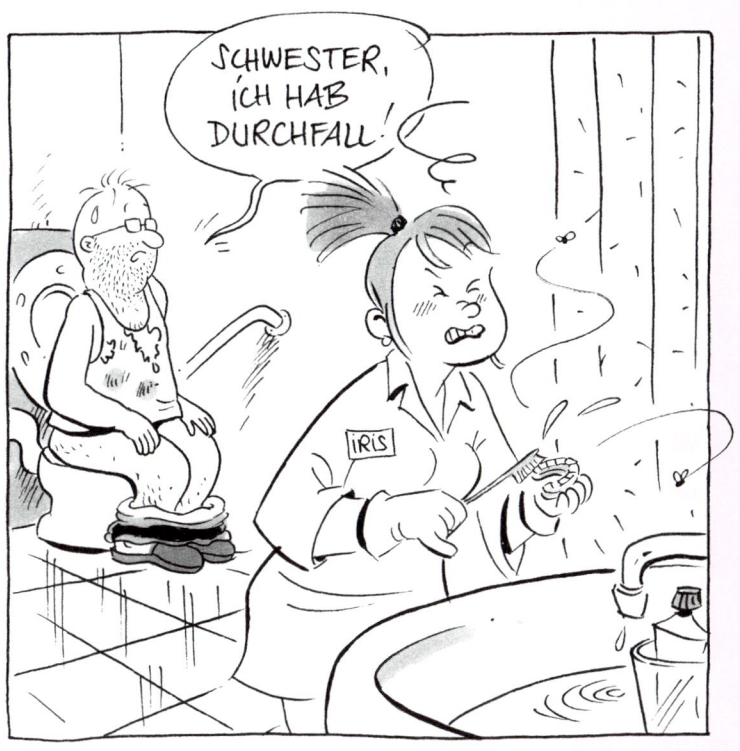

Die ständige Diskussion über Gelnägel und Nagellack

Es gibt kein Gesetz, in dem geschrieben steht, dass es verboten ist, als Pflegeperson lackierte Nägel zu haben. Auch wenn Sie Gelnägel oder künstliche Fingernägel haben, müssen Sie nicht mit einer Strafe rechnen. Es werden jedoch Empfehlungen ausgesprochen, wie z. B. vom Robert-Koch-Institut, an die Sie sich halten sollten. Bei diesen Empfehlungen geht es nicht um die Schönheit Ihrer Hände, sondern um Ihre Gesundheit und die Ihrer Kunden. Daher lege ich Ihnen dringend ans Herz, sich an die folgenden Tipps zu halten.

Fünf Tipps zur richtigen Handhygiene

- ⦿ Verwenden Sie keinen Nagellack – egal ob transparent oder pink!
- ⦿ Lassen Sie sich keine Gelnägel machen!
- ⦿ Bringen Sie keine Kunstfingernägel an!
- ⦿ Halten Sie Ihre natürlichen Nägel kurz und rund!
- ⦿ Pflegen Sie Ihre Nagelhaut!

Einige von Ihnen werden jetzt die Augen verdrehen und den Kopf schütteln. Aber Sie müssen bedenken, dass Nagellack reißen kann und eine gründliche Händedesinfektion dann nicht mehr möglich ist. Kunst- und auch Gelnägel zeigen ein ähnliches Risiko auf. Wenn der natürliche Nagel wächst, wird das untere Ende des Gelnagels porös und es zeigen sich Unebenheiten. Wie wollen Sie denn dort eine vernünftige Desinfektion durchführen? Und Sie können mir nicht erzählen, dass Sie alle paar Tage ins Nagelstudio gehen, um die Nägel neu auffüllen oder kleben zu lassen. Kurz vor meiner Hochzeit war ich zum ersten Mal in meinem Leben in einem Nagelstudio und habe mir Gelnägel machen lassen, denn zur Trauung sollte einfach alles perfekt sein. Und ich muss zugeben: Es sieht wirklich toll aus. Darum trage ich sie bis heute. Allerdings arbeite ich momentan und auch in absehbarer Zeit nicht direkt in der Pflege. Sobald ich meine Hände wieder desinfizieren muss, werde ich auf die Gelnägel verzichten. Das ist schade, weil ich mich schon jetzt daran gewöhnt habe. Aber ich möchte auch nicht schuld daran sein, wenn durch mich Erreger von einem Bewohner zum nächsten getragen werden.

Ich bin schockiert darüber, wie einige Pflegepersonen auf der Station herumlaufen: mit langen, künstlichen, rot lackierten Fingernägeln, auf jedem Finger einen Ring und dazu noch riesige Armbänder und Ohrringe. Wenn Sie Schmuck tragen, steigt das Verletzungsrisiko bei Ihnen und dem Pflegebedürftigen. Es kann so schnell passieren, dass ein Bewohner an Ihrem Ohrring reißt oder die Haut des alten Menschen beim Lagern an Ihrem Armband hängen bleibt. Auch Eheringe sollten abgelegt werden. Privat kann jeder tragen, was er will, aber wenn Sie sich einen Beruf in der Pflege ausgesucht haben, dann müssen Sie sich auch an gewisse Regeln und Standards halten.

Ihre äußerliche Selbstdarstellung darf Ihnen in der Pflege nicht wichtiger sein als das Wohlergehen Ihrer Kunden, sonst hätten Sie einen anderen Beruf wählen sollen.

 Entfernen Sie vor Dienstbeginn Ihren Schmuck. Dadurch können Sie Verletzungen an sich selbst und an Ihren Kunden vermeiden.

Leider gibt es auch einige Pflegepersonen, die nicht sehr viel Wert auf den Zustand ihrer Hände legen – im Gegensatz zu der oben genannten Gruppe. Schmutzige, natürlich langgewachsene oder eingerissene Nägel haben ebenfalls nichts in der Pflege zu suchen. Sollten Sie eine Wunde an den Händen oder eingerissene Nagelhaut haben, müssen Sie Handschuhe tragen.

 Ungepflegte Hände und Nägel haben in der Pflege nichts zu suchen!

Bakterien und Viren – die unsichtbaren Monster

Sie sind unsichtbar für unser Auge und machen uns krank: Bakterien und Viren! Es gibt sie fast überall, natürlich auch zahlreich in unseren Altenheimen und anderen Pflegeeinrichtungen. In der Regel können wir mit den Erregern gut leben. Unser Immunsystem ist stark genug, um gegen diese anzukämpfen. Eine Erkältung oder einen Magen-Darm-Infekt können wir nach einigen Tagen Bettruhe problemlos bewältigen. Aufgrund dessen ist es nicht nötig, dass wir im Alltag, z. B. nach dem Einkaufen oder vor dem Essenkochen, unsere Hände desinfizieren. Unser Körper hat gelernt, mit Erregern zu leben, und das ist auch gut so.

Bei alten, kranken Menschen sieht das natürlich anders aus. Deren Immunsysteme sind häufig geschwächt und können nicht mehr ausreichend gegen Krankheitserreger ankämpfen. Nicht selten resultieren daraus schwere Krankheiten und sogar Todesfälle. Sie als Pflegekraft sind ein Hauptüberträger von Krankheitserregern. Vor allem über Ihre Hände tragen Sie diese von Bewohner A zu Bewohner B.

Bewohner A hat eine leichte Erkältung. Er hustet und hält sich dabei vorbildlich die Hand vor den Mund. Leider kann er aufgrund seiner Immobilität das Waschbecken nicht erreichen, um seine Hände zu waschen. Sie kommen ins Zimmer, geben ihm zur Begrüßung die Hand und stellen sein Mittagessen auf den Tisch. Direkt im Anschluss gehen Sie zu Bewohner B, dem Sie beim Essen behilflich sind. Der Erreger kann sich nun problemlos bei Bewohner B einnisten und sein Unwesen treiben. Da Bewohner B aufgrund einiger chronischer Erkrankungen ohnehin schon ein geschwächtes Immunsystem hat, entwickelt sich bei dem Kunden eine Pneumonie (Lungenentzündung).

Von dieser kann er sich nicht erholen und verstirbt nach einigen Tagen. Wenn Sie sich nach der Versorgung von Bewohner A gründlich die Hände desinfiziert hätten, wäre Bewohner B vielleicht noch am Leben.

Das hört sich dramatisch an, entspricht aber der Realität. Sie müssen sich bewusst machen, was Sie für eine Verantwortung tragen. Die Händedesinfektion und andere hygienische Richtlinien müssen dringend eingehalten werden. Nicht ausschließlich, um die Kunden zu schützen, sondern auch wegen Ihrer eigenen Gesundheit.

> Halten Sie sich an Hygiene- und Desinfektions-
> regeln! So können Sie sich und Ihre Kunden am
> besten vor übertragbaren Krankheiten schützen.

Sie müssen Ihre Hände nicht immer vor jeder Desinfektion
waschen, das würde die Haut zu sehr reizen. Ich kann Sie
beruhigen, bei der Händedesinfektion leidet die Haut nicht.
In den Desinfektionsmitteln befinden sich rückfettende
Substanzen, welche die Haut pflegen und vor dem Austrock-
nen schützen. Eine Händedesinfektion wird in sechs Schritten
durchgeführt. Eine Übersicht darüber finden Sie normaler-
weise in der Nähe eines jeden Desinfektionsspenders. Wichtig
ist, dass Sie die Einwirkzeit von 30 Sekunden einhalten, sonst
können Sie es gleich sein lassen. Wenn Sie regelmäßig, so wie
es empfohlen wird, die Hände desinfizieren und zudem die
Einwirkzeit beachten, kann das ziemlich lange dauern. Sie
werden viele Minuten Ihrer Dienstzeit dafür aufbringen müssen. Aber erstens müssen Sie nicht untätig 30 Sekunden ab-
warten, Sie können in der Zeit z. B. zum nächsten Bewohnerzimmer laufen oder sich mit einer Kundin unterhalten.
Zweitens ist der Zeitaufwand wesentlich höher, wenn Erreger
übertragen werden und Sie z. B. Bewohner B mit seiner Pneumonie pflegerisch versorgen müssen.

Ein Toilettenstuhl für alle

Es kommt in Pflegeeinrichtungen tatsächlich vor, dass Toilettenstühle für mehrere Patienten eingesetzt werden. Diese Tatsache mag für den ein oder anderen unvorstellbar sein. Das ist an und für sich jedoch nicht tragisch. Immerhin nutzen auch überall anders viele Menschen dieselbe Toilette, z. B. in Kaufhäusern oder Restaurants.

Meine Beobachtungen haben jedoch gezeigt, dass die Toilettenstühle nicht immer gründlich geputzt und desinfiziert werden, bevor sich der nächste Bewohner darauf setzt. Ich denke, dass ich Ihnen nicht erklären muss, wie hoch dabei das Risiko einer Infektion ist. Mal davon abgesehen, ist es einfach ekelhaft. Oder würden Sie sich gern auf einen verschmutzten Toilettenstuhl setzen und Ihr Geschäft verrichten? Mir ist sogar schon zu Ohren gekommen, dass in einer Pflegeeinrichtung Kunden mit dem Toilettenstuhl zum Frühstückstisch gefahren wurden. Ja, so ein Stuhl scheint multifunktional zu sein – für Toilettengänge oder als Frühstücks- und Duschstuhl.

 Setzen Sie erst jemanden auf einen Toilettenstuhl, wenn Sie ihn selber benutzen würden.

Aber auch andere Utensilien werden recht gern für jedermann genutzt, wie z. B. Nagelscheren, Rasierapparate oder Socken. Wenn bei der morgendlichen Pflege die Zeit drängt und mal wieder der Föhn bei einer Bewohnerin fehlt, wird halt der aus dem Nebenzimmer geholt und anschließend nicht unbedingt zurückgebracht. Sie müssen beachten, dass es sich hierbei um das Eigentum der Kunden handelt. Würden Sie es toll finden, wenn Ihr jetziger Nachbar Ihren Rasierer ausleihen würde und verschmutzt oder erst gar nicht zurückbringen würde? Das ist für Sie sicherlich undenkbar.

Aber warum ist das in einem Altenheim normal? Weil die Bewohner es vielleicht nicht mitbekommen und sich nicht beschweren können? Das wäre unfair und herablassend. Vielleicht meinen Sie jetzt, dass es manchmal nicht anders möglich sei, weil die Zeit knapp ist und die Bewohner schnell versorgt werden müssen. Ja, das mag sein. Aber dann sollten Sie an Ihrer Organisationsfähigkeit arbeiten. Sie müssen im Vorfeld, schon beim Einzug des Bewohners, feststellen, was er für Pflegematerialien u. Ä. benötigt. Anschließend müssen Sie oder die Angehörigen dies für den Pflegebedürftigen besorgen. Und dann sind das die Sachen des Kunden. Andere haben diese nicht zu benutzen.

Wenn Ekel aufkommt

Ekel ist eine natürliche Reaktion des Körpers. Er gehört zum natürlichen Schutzprogramm und will uns vor ungesunden Sachen warnen. Sogar kleine Babys können schon mit einer Ekelreaktion reagieren. Auf der anderen Seite ist es eine erlernte Verhaltensnorm. In einigen Ländern gilt z. B. der Verzehr von Maden als Delikatesse. Bei uns löst allein der Gedanke, Maden zu essen, Ekel aus.

Doch was ist Ekel eigentlich? Es ist ein Gefühl mit einer starken und impulsiven Wirkung. Die Mimik verändert sich, die Augen werden zusammengekniffen und die Nasenlöcher geschlossen. Darauf folgen Übelkeit, Brechreiz und eventuell sogar Schweißausbrüche. Alle in der Pflege arbeitenden Personen kennen das sicherlich zur Genüge. Pflegekräfte werden tagtäglich mit ekelerregenden Situationen konfrontiert – sei es die Reinigung von verschmutzten Zahnprothesen, die Versorgung übel riechender Wunden, das Säubern eines mit Stuhlgang verschmierten Gesäßes oder der Schweißgeruch von Senioren, die sich nicht waschen lassen wollen. Auch Pflegende sind nur Menschen und können ihre Gefühle nicht abstellen. Wenn sich Personen auf den Pflegeberuf einlassen, können Sie erahnen, was auf Sie zukommen wird. Jemand, der eine geringe Ekeltoleranzgrenze hat, sollte sich daher nach einem anderen Berufszweig umschauen.

> ⚠ Ekelerregende Situationen gehören zum Alltag einer Pflegekraft. Angehende Pflegepersonen sollten sich dessen bewusst sein.

Positiv ist, dass man sich an ekelige Situationen meist gut gewöhnen kann. Ich weiß noch recht gut, wie ich als Schülerin die ersten unangenehmen Tätigkeiten übernehmen musste. Ein großes Problem bereitete es mir, wenn ich Erbrochenes wegwischen oder verschmutzte Zahnprothesen reinigen sollte. Das hat sich im Laufe der Zeit jedoch gebessert. Ich mache das bis heute nicht gern, reagiere aber nicht mehr mit Übelkeit. Ein Ereignis löste bei mir jedoch, auch nach drei Jahren Pflegearbeit, massiven Ekel aus.

Ich arbeitete in einer psychiatrischen Klinik. Auf unserer Station gab es einen Bewohner, der sehr introvertiert war und am liebsten die Zeit in seinem Zimmer verbrachte. Ich kann Ihnen gar nicht mehr sagen, welches Krankheitsbild der Mann hatte, dafür ist es schon zu lange her. Eines Tages ging ich zu ihm ins Zimmer und er saß auf seinem Bett und lächelte mich an. Dann reichte er mir eine Schachtel Schokopralinen, die zuvor auf seinem Nachttisch gestanden hatte. Die Pralinen sahen irgendwie komisch aus und daher betrachtete ich sie genauer.

*Ich traute meinen Augen nicht. Der Mann hatte tat-
sächlich aus seinem Stuhlgang Pralinen geformt. Er hatte
sehr exakt gearbeitet, denn sie passten sehr gut in die
unterschiedlichen Formen. Ich konnte meinen Brechreiz
kaum verbergen. Aber ich schaffte es noch, mich zu bedanken und ihm mitzuteilen, dass ich satt sei. Und dann
bin ich schnell aus dem Zimmer rausgegangen, um an die
frische Luft zu gehen. So etwas Extremes ist mir seither
nicht mehr passiert – zum Glück.*

Die Frage ist, wie wir am besten mit ekelerregenden Situationen umgehen, sodass wir nicht in jedem Dienst brechen und
pflegebedürftige Menschen sich nicht schämen müssen.
Vielen Senioren oder kranken Personen ist es nämlich sehr
peinlich, sich in intimen, unangenehmen Situationen helfen
zu lassen. Nicht selten habe ich Kunden erlebt, die zu mir sagten: *„Ach Schwester, das tut mir so leid, dass Sie mich waschen
müssen!"* oder *„Wie kommen Sie damit zurecht, alten Menschen
das Gesäß abzuputzen?".* Manche Patienten sagen auch gar
nichts. Man erkennt jedoch an deren Mimik, dass Sie sich schämen. Da wäre es unfreundlich und inkompetent, mit übertrie-
benem Ekel zu reagieren. Natürlich können Sie Ihren Ekel nicht
komplett abstellen, aber ein angemessener und professioneller
Umgang damit ist wichtig. Dazu möchte ich Ihnen einige Tipps
mit auf den Weg geben.

13 Tipps gegen Ekel in der Pflege

1. Tragen Sie Schutzhandschuhe, um Abstand zu halten.

2. Atmen Sie bei schlechten Gerüchen durch den Mund statt durch die Nase.

3. Halten Sie Bonbons oder Kaugummis bereit, um den Geruchs- und Geschmackssinn abzulenken.

4. Reiben Sie japanisches Heilpflanzenöl unter Ihre Nase.

5. Benutzen Sie eine wohlriechende Handcreme.

6. Denken Sie an etwas Schönes.

7. Versuchen Sie, sich den Ekel nicht anmerken zu lassen. Wenn es nicht anders geht, können Sie dem Kunden möglichst neutral oder humorvoll gegenübertreten.

8. Bitten Sie Kollegen um Hilfe, wenn Sie mit einer ekelerregenden Situation absolut nicht umgehen können.

9. Nutzen Sie Ihre Pause, um frische Luft zu tanken.

10. Versuchen Sie im Vorfeld, unangenehme Situationen zu vermeiden, z. B. durch regelmäßige Toilettengänge mit Bewohnern oder die Bereitstellung von Brechschalen bei Übelkeit eines Pflegebedürftigen.

11. Sorgen Sie für ein gutes Raumklima und eine saubere Station, sodass Sie sich grundlegend wohlfühlen.

12. Duschen Sie nach dem Dienst, um ekelbehaftete Pflegesituationen „abzuwaschen".

13. Sprechen Sie im Team darüber, wer mit welchen ekelerregenden Situationen gut oder eher schlecht umgehen kann. So können Sie sich Bewältigungsmöglichkeiten abschauen und sich gegenseitig unterstützen.

FLIESSBANDARBEIT GRUNDPFLEGE

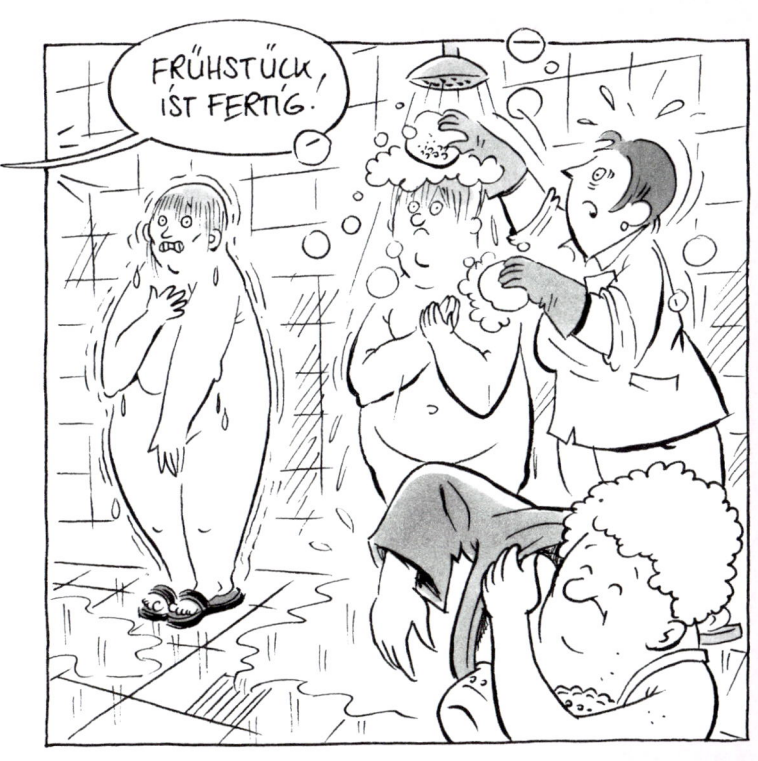

Ein Duschplan – Muss das sein?

Es gibt heute tatsächlich noch Pflegeeinrichtungen, die mit Duschplänen arbeiten. Vor vielen Jahren war das üblich. Eine ältere Pflegekraft hat mir erzählt, wie ein Duschtag auf Ihrem Wohnbereich damals ablief.

Montags und donnerstags wurden alle Frauen geduscht, dienstags und freitags alle Männer. Hier wurde auf eine strikte Trennung zwischen Männern und Frauen geachtet, weil es nur Gemeinschaftsduschen auf dem Wohnbereich gab. Und es kam immer wieder vor, dass bis zu sechs Pflegebedürftige in dem Bad waren. Ein Teil saß nackt auf Plastikstühlen, um zu warten, bis der Vordermann fertig geduscht war. Ein Bewohner wurde von der Pflegekraft abgeduscht und die restlichen Personen haben sich abgetrocknet und angezogen. Nachdem alle Senioren durchgeschleust waren, also um etwa 8.00 Uhr morgens, konnte das Badezimmer gesäubert und desinfiziert werden.
Das alles ist gerade mal 10 Jahre her, bis der Neubau jedem Pflegebedürftigen ein eigenes Bad bescherte.

Aber auch heute, obwohl die notwendigen Räumlichkeiten in der Regel vorhanden sind, gibt es noch Duschtage. Das Duschen wird an das Tagesprogramm der Einrichtung angepasst. Wenn z. B. donnerstags viele Arztvisiten sind, wird nicht geduscht. Ähnlich ist es an Freitagen, weil dann ja schon fast Wochenende ist. An Samstagen und Sonntagen wird also erst recht nicht geduscht. Und montags ist eh so viel Arbeit vom Wochenende liegen geblieben, das für so etwas natürlich keine Zeit ist. So wird das Duschen zum lästigen Übel an den restlichen zwei Wochentagen. Es ist traurig, aber wahr.

Angenommen, Sie leben in einem Altenheim. Fragen Sie sich doch mal, zu welchem Zeitpunkt Sie am liebsten duschen würden. Wahrscheinlich jeden Tag, zumindest jeden zweiten? Vielleicht geht es Ihnen ein paar Tage nicht so gut, sodass Sie auf das Duschen lieber verzichten würden und stattdessen an einem Sonntag ein Vollbad nehmen möchten. Diese individuellen Wünsche werden in der Pflegepraxis selten berücksichtigt. Bewohner werden in der Regel verständnislos angeschaut, wenn Sie das Personal bitten, an einem Samstag oder jeden zweiten Tag in Folge duschen zu dürfen.

> **Individuelle Wünsche der Kunden im Hinblick auf die Körperhygiene finden in der Pflegepraxis selten Berücksichtigung.**

Warum ist das so? Warum gehen wir in diesem Punkt so selten auf die Wünsche und Vorlieben unserer Kunden ein? Da kommt die liebe Zeit wieder ins Spiel. Dazu möchte ich Ihnen sagen, dass das Duschen eines Seniors nicht unbedingt länger dauert als eine gründliche Waschung im Bett oder am Waschbecken. Außerdem bewegt sich der Bewohner beim Duschen mehr. Er muss sich komplett ausziehen, sich hinstellen und z. B. auf dem Duschstuhl Platz nehmen. Je nachdem, wie mobil er ist, kann er sich selber waschen, abduschen oder abtrocknen. Eine bessere Vorbeugung von Immobilität und daraus resultierenden Erkrankungen gibt es nicht.

Als ich in der Pflegepraxis aktiv war, habe ich die Bewohner gern geduscht, da ich sie gut in die Pflegehandlungen mit einbeziehen konnte. Wenn sie erst einmal auf den Beinen standen, waren sie viel fitter, um mitzuhelfen. Ich habe stets versucht, dass sich die Personen selbst waschen, und sei es nur das Gesicht. Sie konnten beim Eincremen helfen und sich die Zähne putzen. Natürlich durften auch der Blick in den Badezimmerspiegel und das Haarekämmen nicht fehlen.

Das Einbeziehen der Patienten beim Duschen gibt ihnen eine große Portion Autonomie zurück und auch die Selbstwahrnehmung kann dadurch deutlich verbessert werden. Für die Senioren kann das natürlich ziemlich anstrengend sein, sodass sie am Mittag ziemlich müde sind. Dann können sie zumindest gut schlafen, wenn sie teils ungefragt zur Mittagsruhe hingelegt werden.

Wie schon erwähnt: Eine gründliche Ganzkörperwaschung im Bett ist zeitaufwändiger. Außerdem können nur schwer die gleichen positiven Effekte wie beim Duschen erzielt werden. Es gibt verständlicherweise auch Personen, bei denen sich das

Duschen als außerordentlich schwer und zeitaufwändig darstellt. Auf unserem Wohnbereich gab es einen sehr übergewichtigen Mann, der nicht in einen Duschstuhl passte. Trotzdem habe ich ihn geduscht, wenn er es wollte. Leider musste ich ihn dabei im Personenlifter lassen, da er nicht stehen konnte. So steht es zwar nicht in unseren Lehrbüchern, aber manchmal müssen einfach Kompromisse her. Und wenn ein Mensch geduscht werden möchte, dann sollte man es ihm ermöglichen.

Es gab auch schon Tage, an denen ich Bewohnern mitteilte, dass Duschen heute nicht möglich sei und dass bei der Körperwaschung nur das Notwendigste gemacht werden kann. Das war z. B. der Fall, wenn sich ein Kollege kurzfristig krankmeldete oder es einen Notfall auf dem Wohnbereich gab. Die meisten Bewohner zeigten dafür Verständnis und gingen gern den Kompromiss ein, am Folgetag zu duschen.

Leider gibt es auch Menschen, die scheinbar nicht mehr geduscht werden können. Immer wieder höre ich von Pflegekräften: *„Bewohner XY kann nicht geduscht werden. Er bekommt schon Kreislaufprobleme, wenn man ihn aus dem Bett transferieren will. Das war schon immer so!"* Logischerweise braucht der Kreislauf einer Person eine Zeit lang, um sich an die aufrechte Position zu gewöhnen, wenn die Person über Wochen oder Monate nur im Bett lag. Klären Sie in solch einem Fall, der wirklich oft in der Praxis vorkommt, mit dem Arzt ab, ob eine Kontraindikation oder Erkrankung vorliegt, die einen Transfer oder das Duschen ausschließt.

Wenn nichts dagegen spricht, können Sie den Bewohner, sofern er natürlich möchte, langsam und in kleinen Schritten mobilisieren. Zuerst reicht es, z. B. das Bettoberteil aufzurichten. Am nächsten Tag kann sich der Kunde vielleicht schon mit Ihrer Hilfe auf die Bettkante setzen. Achten Sie dabei dringend auf die Vitalwerte, Schmerzäußerungen und den Allgemeinzustand des Betroffenen. Wenn alles gut verläuft, kann der Bewohner vielleicht irgendwann eine Dusche genießen. Und wenn nicht, dann ist das auch in Ordnung. Aber versuchen Sie es zumindest und ruhen Sie sich nicht auf Äußerungen aus, die besagen, dass es eh nicht klappt.

Stellen Sie sich mal vor, dass Sie Tage, Wochen, Monate oder sogar Jahre liegend in einem Bett verbringen müssen – über Ihnen die kahle, weiße Decke. Kaum vorstellbar, oder? Ich behaupte, dass es Hunderte von Pflegebedürftigen in Deutschland gibt, die so ihr Lebensende verbringen. Meiner Ansicht nach ist das schlimm und unnötig. Mit ein bisschen Engagement, Geduld und Mut können Sie so viel erreichen und die Lebensqualität von Menschen verbessern. Und das tut nicht nur dem Betroffenen gut, sondern auch Ihnen selbst.

 Nur in ganz seltenen Fällen kann ein Patient tatsächlich nicht mobilisiert oder geduscht werden.

Menschen, die sich beispielsweise in der Sterbephase befinden, starke Schmerzen haben oder im Allgemeinen sehr schwach sind, können und sollen natürlich in ihrem Bett bleiben. So einen Menschen zu duschen, wäre eine Qual für ihn. Aber das müssen Sie beurteilen. Sie müssen professionell und individuell einschätzen können, was bei einem Patienten möglich ist und was nicht.

Wie Sie sehen, ist es nicht kundenorientiert, festzulegen, dass es für die Bewohner prinzipiell nur ein oder zwei Duschtage in der Woche gibt. Es kommt auf die Rituale an, die der Pflegebedürftige bezüglich der Körperpflege jahrelang gepflegt hat, ebenso auf seine Wünsche, Abneigungen und sein aktuelles Befinden. Der eine möchte jeden Tag duschen, der andere gar nicht mehr. Und alles ist richtig, sofern der Bewohner es so wünscht und seine Gesundheit nicht darunter leidet.

Die überflüssige Badewanne auf der Pflegestation

Haben Sie als Pflegekraft schon jemals einen pflegebedürftigen Menschen gebadet? Wenn Sie diese Frage mit Nein beantworten, gehören Sie sicherlich zu der Mehrzahl. Manchmal frage ich mich, wieso Pflegeeinrichtungen so große Bäder auf den Wohnbereichen haben, wenn die Badewannen doch eh nicht genutzt werden. Ich kenne Altenheime, die haben ihre Bäder nun als Lagerungsräume oder sogar Snoezelräume umgestaltet.

Snoezelraum

↳ *Raum, in dem die Sinne, häufig von Menschen mit demenzieller Veränderung, angeregt werden. Dies geschieht z. B. durch verschiedene Lichter und leise Musik.*

Ein Snoezelraum ist eine nette Idee, aber warum baden wir unsere Kunden nicht? Früher war es doch üblich, dass die Menschen eher gebadet anstatt geduscht haben. Um biografieorientiert zu arbeiten, müssten wir die Menschen also baden. Nicht zu vergessen sind die positiven Effekte, die bei einem Vollbad erzielt werden können, wie z. B. Entspannung und Förderung des Wohlbefindens, Lockerung von Muskelverspannungen und Kontrakturen oder Verbesserung der Körperwahrnehmung bei degenerativen Erkrankungen. Es muss also viele gute Gründe geben, warum wir unseren

Kunden diesen Genuss vorenthalten. Leider fällt mir dazu nur der Zeitaufwand ein. Natürlich ist das Baden, samt Vor- und Nachbereitung, in der Tat zeitaufwändig. Hinzu kommen die Überwachung der Kreislaufsituation und die prophylaktischen Maßnahmen, um Stürze zu vermeiden. Trotzdem sollten wir den Senioren das Angebot ermöglichen.

> 💡 Bieten Sie Ihren Kunden die Möglichkeit an, zu baden! Die älteren Menschen werden sich darüber freuen.

Wenn vereinzelte Bewohner das Angebot annehmen sollten, heißt das ja nicht, dass Sie diese von nun an jeden Tag baden müssen. Das geht natürlich nicht und ist nebenbei auch für die Haut nicht besonders gut. Vielleicht gibt sich der Kunde damit zufrieden, einmal die Woche oder alle zwei Wochen in den Genuss zu kommen. Das müssen Sie mit dem jeweiligen Bewohner absprechen.

Als ich Pflegebedürftige gebadet habe, hatte ich immer das Gefühl, dass es ihnen sehr gut tut. Wichtig ist es, dem Menschen die Ruhe für ein Bad zu geben. Es bringt wenig, wenn Sie das grelle Licht anlassen, alle paar Sekunden auf die Uhr schauen oder nebenbei andere Tätigkeiten ausführen. Sie müssen sich schon auf den Bewohner konzentrieren und auf ihn eingehen. Auch das kostet natürlich sehr viel Zeit und Sie werden unruhig, weil Sie wissen, dass auf dem Wohnbereich noch 20 andere Menschen auf Ihre Hilfe warten. Suchen Sie sich deswegen einen passenden Zeitpunkt aus, z. B. am Abend, wenn die meisten Ihrer Kunden im Bett sind, oder am Wochenende. Sie können auch die Angehörigen mit einbeziehen. Vielleicht ist es möglich, dass Sie sich für einige Minuten zu dem Pflegebedürftigen setzen und auf ihn aufpassen. Dies geht natürlich nicht bei einem Bewohner, dessen Kreislauf verrücktspielt. Die Sicherheit muss gegeben sein. Auch können Sie die Alltagsbegleiter um Hilfe bitten. Sofern der Betroffene eine Betreuung nach § 87b erhält, könnte die Betreuungskraft beim Baden behilflich sein, anstatt dem Senior einmal die Woche ein Märchen vorzulesen.

Alltagsbegleiter nach § 87b SGB XI

↳ *Betreuungskräfte oder Betreuungsassistenten, die nach einer Weiterbildung für die Beschäftigung von Menschen, deren Alltagskompetenz eingeschränkt ist, eingesetzt werden. Sie bieten den kranken Menschen eine biografieorientierte Beschäftigung an, wie z. B. Vorlesen, Basteln, Kochen oder Spazierengehen.*

Außerdem können Sie, wenn Sie z. B. einen Bewohner abends gebadet haben, am nächsten Morgen auf die Ganzkörperpflege verzichten. Da reicht es in den meisten Fällen, das Gesicht und eventuell den Intimbereich zu waschen. Einige werden jetzt ihre Hände über dem Kopf zusammenschlagen und sich fragen, wie ich dazu raten kann, die Körperpflege ausfallen zu lassen. Aber mal ganz ehrlich: Springen wir ein paar Stunden, nachdem wir gebadet haben, unter die Dusche? Sicherlich nicht. Versuchen Sie also, sich Zeitpuffer zu schaffen, um den Senioren die Möglichkeit, zu baden, einzuräumen. Dann haben wir vielleicht einen Lagerungsraum weniger und der Snoezelraum muss in einer anderen Räumlichkeit errichtet werden, aber damit können die Kunden und wir bestimmt gut leben.

Inkontinenzmaterial –
Doppelt und dreifach hält besser?

Inkontinenz ist ein umfangreiches Thema. Ich möchte mich hier auf das Wesentliche beschränken.

Inkontinenz

↳ *unwillkürlicher Harn- oder Stuhlverlust*

Ein sehr hoher Prozentanteil an Senioren in Pflegeeinrichtungen hat eine Stuhl- und Urininkontinenz. Als Pflegekraft gehört der Umgang damit also zum Alltag. Nicht jeder Pflegebedürftige hat jedoch die gleiche Inkontinenz, es gibt viele verschiedene Arten. Sie sollten wissen, von welcher Ihr Kunde betroffen ist. Dementsprechend müssen Sie Ihre Pflegeinterventionen planen und durchführen. Des Weiteren sollten Sie wissen, ob es bestimmte Risikofaktoren gibt, die eine Inkontinenz fördern. Das wären z. B. kognitive Einschränkungen, Prostatavergrößerungen oder bestimmte Medikamente. Auch externe Faktoren zählen dazu, wie beispielsweise Gangunsicherheit oder das Tragen von unpraktischer Kleidung. Inkontinenz kann also viele Ursachen haben. Versuchen Sie, die auslösenden Faktoren zu finden, und gehen Sie pflegerisch adäquat darauf ein. Beachten Sie dabei bitte immer die Intimsphäre des Gepflegten. Kaum ein anderes Thema ist so schambehaftet wie dieses.

Gehen Sie rücksichtsvoll und behutsam mit dem Thema Inkontinenz um!

Der professionelle Umgang mit Inkontinenz fängt schon bei der Kommunikation an. Nicht selten habe ich gehört, dass Pflegepersonen von „Pampers" oder „Windeln wechseln" sprachen. Sie dürfen nicht vergessen, dass Sie es mit Menschen zu tun haben, die sicherlich ein paar Jahrzehnte länger auf der Welt sind als Sie. Es ist nicht korrekt, sie wie ein Baby zu behandeln. Wir sprechen also von „Inkontinenzmaterial". Auch Ausdrücke wie „Pipi machen" o. Ä. gehören absolut nicht in die Alten- oder Gesundheits- und Krankenpflege. „Wasser lassen" oder „urinieren" ist angemessener.

Ein weiterer wichtiger Punkt ist, dass Sie den Umgang mit Inkontinenzmaterial beherrschen müssen. Nutzen Sie lieber offene Systeme, also z. B. Einlagen, als geschlossene, wie z. B. Inkontinenzslips. So kommt ggf. etwas Luft an die Haut und die Hitze staut sich nicht so extrem. Außerdem ist eine Einlage mit Netzhose viel angenehmer zu tragen als die andere Variante. Probieren Sie es doch einfach mal aus. Selbsttests sind meist sehr vielversprechend.

 Versorgen Sie Ihre Kunden lieber mit offenem anstatt mit geschlossenem Inkontinenzmaterial.

Egal ob geschlossenes oder offenes System, das Material muss richtig sitzen. Sonst dürfen Sie sich nicht wundern, wenn Urin danebenläuft. Die Gefahr ist auch sehr hoch, dass der Pflegebedürftige Hautirritationen durch eine falsche Lage des Hilfsmittels bekommen kann. Die Haut ist durch die Feuchtigkeit mazeriert, ein Hautdefekt kann sich dadurch sehr schnell entwickeln.

Mazeration

↳ *aufgeweichte Haut durch Feuchtigkeit*

Wenn Sie erst seit Kurzem in der Pflege tätig sind und Schwierigkeiten mit dem Anlegen haben, ist das völlig normal. Jeder muss erst die richtigen Handgriffe erlernen und das dauert nun mal.

Ein Thema, welches ich schon in der Überschrift angedeutet habe, ist, dass es keinen Sinn macht, wenn Sie eine Einlage zusätzlich in das geschlossene System legen. Dies wird teils von Nachtwachen so gehandhabt, weil sie meinen, dadurch weniger Arbeit zu haben. Anstatt die Einlage komplett zu wechseln, wird einfach die draufgeklebte Einlage „gezogen". Das sollten Sie auf keinen Fall tun. Sie können damit die Haut, vor allem in der Leistengegend, erheblich verletzen. Eine Hautinspektion ist nicht möglich und außerdem sitzt die Einlage nicht richtig, weil sie für eine solche Nutzungsform nicht gemacht ist. Arbeiten Sie bitte professionell und schauen Sie sich nicht die veralteten und nur angeblich hilfreichen Pflegetipps ab.

Wahrscheinlich gibt es auf Ihrem Wohnbereich Fälle, bei denen ganz auf das Inkontinenzmaterial verzichtet werden könnte. Davon bin ich überzeugt. Sie sitzen nun sicherlich kopfschüttelnd da. Keine Sorge, ich erwarte nicht, dass Sie bei jeder Bewohnerin ein Beckenbodentraining durchführen sollen. Das mag bei einigen nützen, aber mit 80 Jahren braucht man damit auch nicht mehr anzufangen. Einige mögen das anders sehen. Machen Sie bei den Personen, die Inkontinenzmaterial tragen, über ein paar Tage ein Miktionsprotokoll. Das wird schon reichen.

Miktion

↳ *das Wasserlassen/Urinieren*

Tragen Sie dort ein, wann die Einlage nass war. Bei einigen werden Sie beobachten können, dass sie etwa zur selben Tages- und Nachtzeit urinieren oder auch Stuhlgang haben, wie z. B. nach dem Frühstück oder vor dem Zubettgehen. Nun können Sie vorbeugend agieren. Setzen Sie den Pflegebedürftigen einige Minuten vor der beobachteten Miktionszeit auf die Toilette oder den Toilettenstuhl oder reichen Sie ihm die Urinflasche. Vielleicht klappt es, dass Sie beim Patienten nach kurzer Zeit zumindest zeitweise keine Einlagen o. Ä. mehr verwenden müssen. Das wäre ein großer Erfolg, der nur Positives mit sich bringt.

Positive Effekte durch Verzicht auf Inkontinenzmaterial

- ⊙ Der Betroffene bewegt sich durch den Toilettengang. Das verbessert die Mobilität.
- ⊙ Keine Einlage tragen zu müssen, fühlt sich angenehmer an.
- ⊙ Der Pflegebedürftige fühlt sich eventuell sauberer und wohler.
- ⊙ Die Haut leidet nicht mehr unter der Feuchtigkeit, sodass Hautirritationen eher vermieden werden können.
- ⊙ Sie haben weniger Arbeit, da Sie nicht regelmäßig das Inkontinenzmaterial wechseln müssen.
- ⊙ Es werden Kosten durch geringeren Verbrauch von Inkontinenzmaterial gesenkt.

Also, versuchen Sie es doch einfach mal. Wahrscheinlich bedeutet das erst einmal Mehraufwand. Aber letzten Endes könnten Sie dadurch Zeit einsparen. Achten Sie jedoch darauf, dass es Senioren gibt, die zur Sicherheit vorbeugend Inkontinenzmaterial tragen möchten, da sie Angst haben, unwillkürlich Urin lassen zu müssen. Nehmen Sie diesen Menschen die Angst und bieten Sie geeignete Materialien an.

Pflegefälle selbst gemacht – Prophylaxen und deren Wichtigkeit

Bei nahezu jedem pflegebedürftigen Menschen müssen Prophylaxen durchgeführt werden. Doch was heißt überhaupt Prophylaxe? In Gesprächen mit Pflegenden ist mir aufgefallen, dass dies nicht immer eindeutig ist.

Prophylaxe

↳ *Maßnahmen, die durchgeführt werden, um ein Problem zu vermeiden, also vorbeugende Handlungen*

Das heißt, dass ein Problem noch nicht vorhanden ist. Aufgrund von bestimmten Risikofaktoren, wie fehlender Eigenbewegung, einer unsicheren Gangart oder unzureichender Flüssigkeitsaufnahme, hat ein Mensch ein erhöhtes Risiko, eine Krankheit zu erleiden. Deswegen sprechen wir in der Pflege auch von **potenziellen Problemen**. Wenn die Krankheit oder der Zustand schon vorhanden sind, sind dies **aktuelle Probleme**. Prophylaktische Maßnahmen werden dann nicht mehr durchgeführt bzw. nur dann, wenn eine Verschlechterung vermieden werden soll.

• •

Bewohnerin Frau Schneider ist immobil und verbringt 24 Stunden am Tag in ihrem Pflegebett. Sie führt kaum Eigenbewegungen durch.

⇨ **Risikofaktor:** Bewegungsmangel

⇨ **potenzielles Problem:** Kontrakturen der Gelenke

⇨ **prophylaktische Maßnahme:** Bewegungsübungen

• •

Wenn Frau Schneider schon Kontrakturen hätte, wäre dies ein aktuelles Problem. Für Maßnahmen, die dies vermeiden sollen, wäre es zu spät.

Die potenziellen Probleme und prophylaktischen Pflegemaßnahmen sind in der Pflegeplanung niedergeschrieben. Diese sollen tagtäglich durchgeführt werden. Am Ende des Dienstes nehmen Sie sich einige Minuten Zeit und unterschreiben, dass Sie alle schriftlich festgelegten Maßnahmen durchgeführt haben. Dabei kennen Sie wahrscheinlich weder die kompletten Pflegeplanungen Ihrer Bewohner noch die Pflegestandards, auf die sehr häufig in Pflegeplanungen verwiesen wird. Seien Sie ehrlich zu sich: Haben Sie überhaupt irgendeine Prophylaxe durchgeführt? Wahrscheinlich nicht. Dann dürfen Sie sich auch nicht wundern, wenn Frau Müller Kontrakturen bekommt, Herr Meyer unter einem Dekubitus dritten Grades leidet und Frau Schmidt ständig über Kreislaufprobleme klagt, da sie fortlaufend dehydriert ist.

Mal abgesehen davon, dass es den Bewohnern nicht gut geht – Sie haben letztendlich mehr Arbeit. Und eigentlich haben Sie doch wirklich genug zu tun. In der Zeit, wo Sie bei Herrn Meyer den Verbandswechsel durchführen, hätten Sie zeitlich locker bei ihm alle festgelegten Prophylaxen durchführen können, wie auch bei den anderen beiden Pflegebedürftigen. Jetzt fragen Sie sich sicherlich, wie Sie die Prophylaxen in den eh viel zu stressigen Pflegealltag einbauen sollen. Da gebe ich Ihnen Recht. Es ist nicht einfach und es bedarf eines sehr guten Zeitmanagements aller Mitarbeiter der Pflegestation. Ist es beispielsweise notwendig, Frau Schneider jeden Tag die Füße zu waschen? Machen Sie es jeden zweiten Tag und führen Sie stattdessen eine angemessene Kontrakturenprophylaxe durch. Setzen Sie die Bewohnerin zur Mundpflege an die Bettkante oder geben Sie ihr auch einen Löffel in die Hand, während Sie ihr das Essen reichen. Allein dadurch werden bei der Frau zahlreiche Gelenke bewegt.

Wie Sie sehen, lassen sich viele Prophylaxen sehr gut in den Alltag integrieren. Gehen Sie gedanklich Ihre zu versorgenden Bewohner durch und überlegen Sie sich, welche potenziellen Probleme diese haben und welche prophylaktischen Maßnahmen Sie nebenbei im Alltag umsetzen können. Und dann tun Sie es auch! Und nicht nur Sie, sondern auch Ihre Kollegen!

 Verbinden Sie prophylaktische Maßnahmen mit Ihren täglichen Pflegehandlungen!

Natürlich gibt es Prophylaxen, die sicherlich zeitaufwändiger sind. Aufgrund des enormen Arbeitsaufwandes ist es Ihnen nicht möglich, alle anfallenden Arbeiten zu erledigen oder perfekt auszuführen. Das ist die Realität und sollte Ihnen bewusst sein. Genau deswegen ist es besonders wichtig, dass Sie klar vor Augen haben, was langfristig wichtig ist und was weniger. Es ist sicherlich sinnvoller, Frau Schneider zur Förderung der Gelenkbewegung an die Bettkante zu setzen, anstatt ihr den Rücken zu waschen, obwohl sie gestern geduscht wurde.

Besonders wichtig ist es auch, Aufgaben **an andere zu übergeben**. Wenn Sie die einzige Fachkraft auf dem Wohnbereich sind, sollten Sie das Bettenbeziehen an die Pflegehilfskraft delegieren, damit Sie einen korrekten Kompressionsverband bei Herrn Heinz anlegen können.

> Setzen Sie Prioritäten und legen Sie dabei den Schwerpunkt auf langfristige Erfolge. Delegieren Sie „einfachere" Arbeiten an die Ihnen untergeordneten Kollegen.

Nur allein die Schaffung von Zeitressourcen für die Durchführung von Prophylaxen reicht jedoch nicht aus. Es ist wichtig, dass Sie sich fortlaufend auf dem aktuellen Stand halten. Besonders bei dem Thema Prophylaxen gibt es ständig Veränderungen.

Eine Pflegeausbildung reicht heutzutage nicht mehr aus. Es gibt immer wieder neue Erkenntnisse, die in die Pflegepraxis integriert werden müssen, und alte Pflegemaßnahmen, die sich als überflüssig oder gar gesundheitsschädlich erwiesen haben.

> Lesen Sie regelmäßig Fachzeitschriften, besuchen Sie Fortbildungen und seien Sie offen für Input durch neue Mitarbeiter! Nur so können Sie nach aktuellen Erkenntnissen arbeiten.

Auch Personen anderer Berufsgruppen müssen sich auf dem aktuellen Stand halten und regelmäßig fortbilden. Das ist keine Zusatzaufgabe für Pflegende, sondern üblich.

BEHANDLUNGSPFLEGE –
WENN DER
ARZT ANORDNET

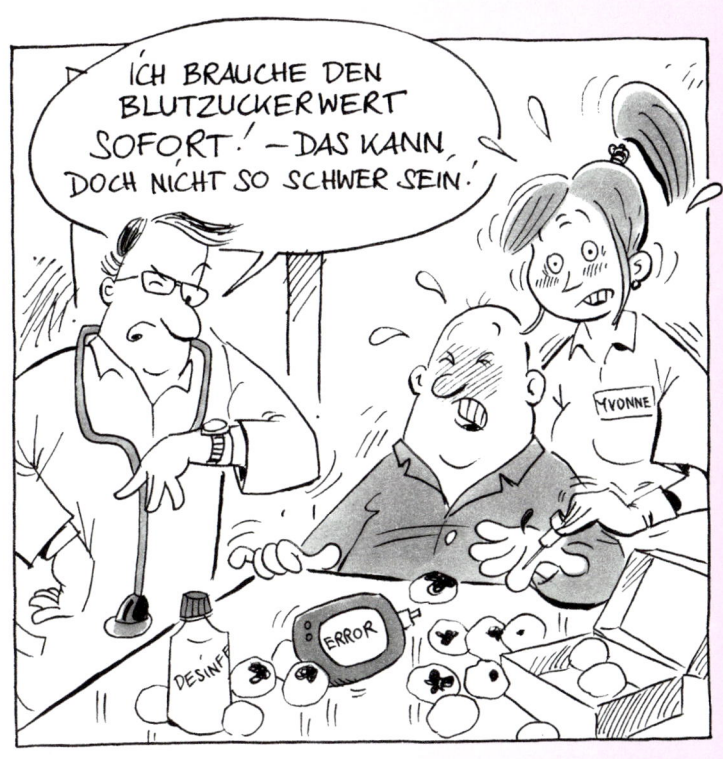

Was tun, wenn man keine Ahnung hat?

Im Krankenhaus muss das Pflegeteam viele unterschiedliche medizinische Maßnahmen im Rahmen der Behandlungspflege durchführen.

Behandlungspflege

↳ *Maßnahmen, die von einem Arzt angeordnet werden. Die medizinischen Interventionen werden vom Arzt an Pflegefachkräfte delegiert.*

Die Behandlungspflege wird von der Krankenkasse finanziert, wozu z. B. Blutdruck- und Blutzuckermessungen gehören. In einem Krankenhaus sind die Patienten in der Regel akut erkrankt und müssen entsprechend behandelt werden. Natürlich kann der Arzt nicht alle Maßnahmen selber am Patienten ausführen und somit müssen die Pflegekräfte einen Teil übernehmen. Nicht selten ist das Pflegepersonal bei der Durchführung von medizinischen Maßnahmen fitter als der Arzt. Das hören Ärzte nicht gern, es ist aber so. In der Altenpflege sieht das etwas anders aus. Wir haben meist über Jahre hinweg dieselben Bewohner auf dem Wohnbereich. Die Krankheitszustände verändern sich zwar, aber nicht so akut wie in einem Krankenhaus. So kommt es vor, dass Altenpfleger über einen langen Zeitraum bestimmte medizinische Tätigkeiten nicht durchführen.

Meine Altenpflegeschüler bekamen in ihrer Ausbildungszeit einen Praxisbegleitordner, in dem sie Maßnahmen abzeichnen sollten, die sie im Altenheim gesehen oder erlernt hatten.

In den drei Jahren war es den Auszubildenden jedoch meistens nicht möglich, den Ordner komplett abzuzeichnen, weil es einige Krankheitsbilder und die damit verbundene Behandlungspflege in dem Altenheim nicht gab. Dazu gehörten z. B. Themen wie das Legen von Blasenkathedern, die Versorgung von einem Enterostoma oder das intramuskuläre Injizieren.

Enterostoma

↳ *medizinischer Begriff für einen künstlichen Darmausgang*

Intramuskuläre Injektion

↳ *das Spritzen in den Muskel, meist in den Oberarm, Oberschenkel oder Gesäßmuskel*

Nach drei Jahren Ausbildungszeit arbeitet eine examinierte Altenpflegerin als verantwortliche Fachkraft auf ihrem Wohnbereich. Wenn plötzlich ein neuer Bewohner mit einem künstlichen Darmausgang kommt, steht sie vielleicht erst einmal ratlos da. Sie wird wahrscheinlich das theoretische Wissen bezüglich des Stomas und die Anordnung vom Arzt, dieses zu versorgen, haben. Die praktische Durchführung am Menschen ist dann aber doch eine andere Nummer.

Jede Pflegekraft erlebt solche Momente des Unwissens und den damit verbundenen Scham, der Ratlosigkeit und der

Angst, etwas falsch zu machen. Den größten Fehler, den Sie nun machen können, ist, so zu tun, als hätten Sie Ahnung. Fangen Sie bloß nicht an, etwas vorzuspielen und zu experimentieren, das ist viel zu riskant. Stehen Sie stattdessen zu Ihren Wissenslücken und Ihrer Unerfahrenheit.

> Stehen Sie dazu, wenn Sie nicht wissen, wie eine bestimmte Behandlungspflege durchgeführt wird. Sie können nicht alles wissen, auch wenn Sie schon viele Jahre in der Pflege tätig sind.

Bitten Sie eine andere Fachkraft, die sich gut mit dem Thema auskennt, um Hilfe. Sie können sich auch an Ihre Pflegedienstleitung wenden. Sie sollte froh sein, Personal zu haben, das ehrlich ist und seine Arbeit korrekt ausführen möchte. Auch der Arzt kann Ihnen mit Rat und Tat zur Seite stehen. Natürlich kann es sein, dass Sie von irgendeiner Seite unpassende Kommentare zu hören bekommen, wie *„Das müsstest du aber können!"* oder *„Ich dachte, du wärst eine examinierte Fachkraft!"*. Über solche Äußerungen sollten Sie sich keine Gedanken machen. Das haben Sie nicht nötig.

Auch wird es Ihnen passieren, dass Ihr theoretisches Wissen teils verloren geht. Das ist ganz normal. Nur sehr wenige Menschen können sich alles bis zum Lebensende merken. Wenn bestimmte Informationen eine Zeit lang nicht abgerufen werden, denkt das Gehirn, das diese unwichtig sind, und schiebt sie in das hinterste Kämmerlein. Wenn Sie in einem Buch etwas zu einem bestimmten Thema nachlesen, werden zumindest zum Teil die Ihnen bereits bekannten, alten Informationen wieder hervorgeholt. Ich persönlich muss auch einige Themen regelmäßig nachlesen, weil ich die Inhalte sonst vergesse. Das hat nichts mit mangelnder Professionalität zu tun, außer wenn Sie nichts gegen Ihre Wissenslücken oder Vergesslichkeit unternehmen. Sie sollten bei der Arbeit und auch zu Hause gute Fachliteratur bereitstehen haben, wo Sie mal eben wichtige Informationen nachschlagen können. Ich habe z. B. noch all meine Unterlagen von der Altenpflegeausbildung und vom Pflegestudium, in die ich ab und zu mal hineinschaue – natürlich mit der Klarheit, dass einige Themen veraltet sind.

 Wissenslücken sind normal. Wichtig ist, dass Sie etwas dagegen tun.

Sie können Ihre Pflegedienstleitung auch bitten, eine Schulung zu einem bestimmten Thema anzubieten. Sie muss nämlich einen Fortbildungskatalog anlegen und ist über Ihre Rückmeldung, zu welchen Punkten Schulungsbedarf besteht, sicherlich dankbar. Manche Leitungen geben ein- oder 2-mal im Jahr sogar einen Fragebogen an die Pflegekräfte aus, damit diese ihre Schulungswünsche dort eintragen können. Das finde ich sehr gut.

Der Arzt und seine Unterschrift

Ein pflegerisches und ärztliches Zusammenwirken ist Grundvoraussetzung für gesundheitliche Erfolge der Pflegebedürftigen. Die meisten Pflegefälle erhalten neben der pflegerischen Versorgung auch medizinische Behandlungen. Da vor allem in Altenheimen kein Arzt im Haus ist und nur in unregelmäßigen Abständen Arztvisiten unterschiedlichster Hausärzte stattfinden, kann es zu einer Verschmelzung der Grenzen zwischen Pflege und Medizin kommen. Dabei müssen die Grenzen klar eingehalten werden. Jeder ist Experte auf seinem Gebiet.

Wie schon erwähnt, können medizinische Aufgaben an Pflegekräfte delegiert werden, sofern diese eine 3-jährige Pflegeausbildung abgeschlossen haben. Der Arzt gibt dann sozusagen einen Teil seiner Arbeit ab. Die Pflegekräfte sind entsprechend dafür verantwortlich, den an sie übertragenen Aufgaben mit höchster Sorgfalt nachzukommen. Als Pflegekraft dürfen Sie jedoch nicht entscheiden, ob eine medizinische Maßnahme durchgeführt wird oder nicht. Das ist die alleinige Aufgabe des Arztes. Deswegen ist es ganz wichtig, dass der behandelnde Arzt seine Entscheidung unterschreibt. Er trägt die Verantwortung dafür. Wenn er z. B. ein falsches Medikament verordnet, kann durch die Unterschrift festgestellt werden, dass die Fehlentscheidung bei ihm lag. Er muss dann in erster Linie dafür geradestehen. Natürlich müssen aber auch die Pflegekräfte erst nachdenken, bevor sie handeln. Sie müssen den Arzt darauf hinweisen, wenn Ihnen auffällt, dass er etwas Unangemessenes oder gar Gesundheitsgefährdendes verschreibt. Und Sie dürfen die medizinische Maßnahme dann folglich auch nicht durchführen. Dies wird auch Remonstrationsrecht genannt. Sie legen sozusagen Einspruch gegen eine dienstliche Anordnung ein. Das können Sie auch bei Anweisungen Ihrer Vorgesetzten tun.

Damit das Pflegepersonal, rechtlich gesehen, auf der sicheren Seite steht, muss es sich alle medizinischen Anordnungen und auch deren Absetzen unterschreiben lassen. Dabei ist es egal, um welche Anordnung es sich konkret handelt. Wenn die Unterschrift des Arztes fehlt, kann es leicht passieren, dass Ihnen unterstellt wird, selbst entschieden zu haben, die medizinische Leistung durchzuführen oder nicht durchzuführen. Und dann haben Sie ein Problem.

Wenn ich mir Dokumentationen in Pflegeeinrichtungen anschaue, sehe ich in der Spalte, wo der Arzt unterschreiben muss, häufig leere Felder. „Das hat der Arzt vergessen, zu unterschreiben!", höre ich dann von den Pflegekräften. Sie als Pflegekraft sollten auf jeden Fall dafür Sorge tragen, dass Ihre Dokumentationssysteme lückenlos geführt werden.

Ich habe schon von vielen Pflegenden gehört, dass es Ärzte gibt, die sich weigern, medizinische Anordnungen zu unterschreiben. Das kann ich nicht verstehen. Es sollte auch in deren Interesse sein, die pflegerische und medizinische Qualität zu sichern und Behandlungserfolge zu erzielen. Wenn Sie mit solchen Ärzten zu tun haben, sollten Sie darauf bestehen, dass diese ihre Anordnungen unterschreiben.

Ein Arzt sollte zu seiner Entscheidung stehen und die Verordnungen stets unterschreiben.

Sicherlich gibt es einige Ärzte, die sich trotzdem querstellen. Sprechen Sie mit Ihrer Pflegedienst- oder Einrichtungsleitung darüber. Für solche Problemfälle sind Vorgesetzte da.

Es kommt in der Praxis auch immer wieder vor, dass **Anordnungen telefonisch übermittelt** werden. Erstens hat sich der Arzt dann kein persönliches Bild vom Zustand des Pflegebedürftigen gemacht und zweitens haben Sie keinerlei Absicherung, wenn die Anordnung nicht korrekt ist. Es kann am Telefon zudem sehr schnell zu Missverständnissen kommen. Doch Achtung: Leider sind Ärzte nicht dazu verpflichtet, Ihnen unterschriebene Anordnungen zuzusenden.

Lassen Sie sich ärztliche Anordnungen zumindest per Fax, natürlich mit der Unterschrift des Arztes, zuschicken. Dann haben Sie bei möglichen Komplikationen wenigstens etwas in der Hand.

Medikamentenmanagement – Laien fehl am Platz

Die meisten Arzneimittelverordnungen erhalten Menschen über 60 Jahre. Je höher das Alter einer Person ist, desto mehr Erkrankungen hat sie in der Regel und desto mehr Medikamente werden benötigt. Kein Wunder also, dass die üblichen Medikamentenschachteln in den Altenheimen kaum noch ausreichen. Ob Medikamente gegen Herz-Kreislauf-Erkrankungen oder gegen Hormonstörungen – es ist alles zu finden.

Da ist es für Ärzte und Pflegekräfte nicht immer leicht, den Überblick zu behalten. Hinzu kommt, dass Medikamente natürlich auch Nebenwirkungen haben. Diese gilt es, zu erfassen und ihnen entsprechend entgegenzuwirken. Die Beobachtung von Wirkung und Nebenwirkungen ist bei alten Menschen besonders wichtig, da sich der Körper verändert hat. Arzneimittel wirken hier anders als bei jungen Menschen. Auch die Medikamente beeinflussen sich gegenseitig. Wechselwirkungen können sich schnell ergeben, wenn ein Senior morgens zwölf Tabletten schlucken muss. Schwierig ist es, die Nebenwirkungen bzw. Wechselwirkungen als solche zu erkennen. Verwirrung und Schwindel können dann schnell als eine Demenz diagnostiziert werden, obwohl der Grund dafür vielleicht eine Tablettenkombination ist, die sich nicht verträgt. Ärzte entscheiden natürlich, welche Medikamente der Patient bekommen soll. Aber auch die Pflegekräfte müssen über die Medikamente im Bilde sein, explizit die Krankenbeobachtung durchführen, dokumentieren und an den Arzt weitergeben.

> **!** Der hohe Arzneimittelkonsum älterer Menschen stellt Pflegekräfte vor eine große Herausforderung. Wirkungen, Nebenwirkungen und Wechselwirkungen müssen erfasst und an den Arzt weitergegeben werden.

Ein gewissenhaftes Medikamentenmanagement ist eine der wichtigsten Aufgaben im Pflegebereich. Einige Pflegepersonen, unter ihnen auch Pflegehilfskräfte, meinen, dass ein paar Tabletten zu verabreichen, doch nicht so schwer sein kann. Es geht im Medikamentenmanagement jedoch um viel mehr. Neben der direkten Medikamentengabe gehören u. a. auch die Bestellung, die Aufbewahrung und die Dokumentation der Medikamente dazu. Sie müssen bedenken, dass Sie eine hohe Verantwortung tragen und bei unsachgemäßem Umgang mit Medikamenten die Gesundheit Ihrer Kunden aufs Spiel setzen. Fachkräfte lernen die Grundkenntnisse des Medikamentenmanagements in ihrer Ausbildung, Pflegehelfer schneiden das Thema, wenn überhaupt, nur an. Alle, die keine 3-jährige Pflegeausbildung abgeschlossen haben, dürfen sich nicht um das Medikamentenmanagement kümmern. Es gibt genug andere Aufgaben, die in der Pflege durchgeführt werden können und müssen.

> **!** Ausschließlich examiniertes Pflegepersonal ist für das Medikamentenmanagement in der Pflegeeinrichtung zuständig.

Aber auch Fachkräfte sollten sich stets weiterbilden. Es darf nicht passieren, dass Sie einem Patienten eine Tablette verabreichen, ohne zu wissen, wofür oder wogegen diese eingenommen wird. Es gibt auf Ihrem Wohnbereich sicherlich ausreichend Literatur, in der Sie nachschlagen können, wenn Sie einmal etwas über ein Medikament nicht wissen oder es nicht kennen. Da das Thema Medikamentenmanagement so wichtig ist, schreibe ich Ihnen die wichtigsten Punkte auf, die Sie beachten müssen. Fangen wir bei der **Lagerung von Medikamenten** an:

• •

Die richtige Lagerung von Medikamenten

1. Medikamente müssen in einem verschlossenen Schrank untergebracht werden.
2. Der Medikamentenschrank muss trocken, lichtundurchlässig, gut zu säubern und zu desinfizieren sein.
3. Der Schrank muss in festgelegten Abständen gereinigt werden. Dies ist zu dokumentieren.
4. Den Schlüssel für den Medikamentenschrank bekommen ausschließlich Fachkräfte zugeteilt.
5. Es werden nur Medikamente und Bedarfsmedikationen gelagert, für die eine unterschriebene und aktuelle Verordnung vorliegt.
6. Medikamente von Verstorbenen werden in der Regel der Apotheke zurückgegeben.

7. Für jeden Pflegeempfänger gibt es in dem Medikamenten-schrank ein eigenes Fach oder eine separate Box.

8. Medikamente müssen stets mit dem Beipackzettel aufbewahrt werden.

9. Tabletten müssen in der Originalverpackung verbleiben und mit dem Namen des Kunden versehen werden.

10. Es ist stets auf das Verfallsdatum der Medikamente zu achten.

11. Tropfen und Salben müssen mit dem Anbruchsdatum beschriftet werden. Bestenfalls ist auch notiert, wann das Produkt abläuft.

12. Einige Medikamente müssen im Kühlschrank aufbewahrt werden. Achten Sie auf die vorgegebene Temperatur!

Wie Sie sehen, ist schon allein die Lagerung und Aufbewahrung komplex. Halten Sie sich auf jeden Fall an die aufgelisteten Punkte.

Auch beim **Stellen und Verabreichen der Medikamente** müssen Sie einiges beachten. Wichtig ist, dass Sie sich an die Einnahmevorschriften halten, da die Arzneimittel ansonsten nicht richtig wirken können. So sollen z. B. Antibiotika nicht mit Milchprodukten eingenommen werden und Eisenprä-parate nicht mit eiweißreichen Nahrungsmitteln. Tropfen werden maximal eine Stunde vor der Medikamentengabe gestellt, da ansonsten die Wirkungsweise beeinträchtigt werden kann. Sicherlich wissen Sie nicht alle Einnahmevorschriften auswendig. Umso wichtiger ist es, den Beipackzettel zu lesen. Wenn Sie sich nicht an die Einnahmevorschriften halten, dürfen Sie sich nicht wundern, wenn das Medikament nicht anschlägt oder es vermeidbare Nebenwirkungen auslöst. Die Folgen sind vielleicht, dass der Kunde nicht gesund wird oder sich sein Krankheitsbild verschlechtert. Der Arzt verschreibt dann ein stärkeres Präparat oder andere Medikamente, obwohl die Ursache für den verschlechterten Gesundheitszustand ganz woanders liegt.

Des Weiteren werden Arzneimittel nur laut ärztlicher Anordnung verabreicht. Dies gilt es, auch bei der **Bedarfsmedikation** zu beachten. Die Therapieanordnung darf keinen Platz für Interpretationen lassen. Das ist für Pflegekräfte aus rechtlicher Sicht zu riskant. Die Bedarfsmedikation muss also vom Arzt klar dokumentiert werden.

Beispiel für richtige Bedarfsmedikation

Frage	Medikation
Welches Medikament?	Paracetamol STADA® 500 mg
Welche Applikationsform?	Tablette
In welcher Situation?	Temperatur rektal ab 38,5 °C, bei grippalem Infekt
Häufigkeit?	Alle 6 Stunden
Maximaldosis?	4 Tabletten in 24 Stunden

Bei Medikamenten ist, wie bereits erwähnt, darauf zu achten, dass diese nur die Fachkräfte stellen dürfen. Die Arbeit erfordert eine hohe Konzentration. Daher muss die Pflegefachkraft ausreichend Zeit und Ruhe haben. Überprüfen Sie die Richtigkeit der Medikamente lieber einmal zu viel als einmal zu wenig.

Wenn ich in Altenheimen unterwegs bin, sehe ich auf den Nachtschränken, auf den Speisetischen oder den Fluren hin und wieder volle Medikamenten- und Tropfenbehälter stehen. Das ist natürlich ein No-Go. Geben Sie die Medikamente dem Kunden direkt in die Hand und warten Sie, bis er sie eingenommen hat.

> Achten Sie darauf, dass die Arzneimittel von den Patienten direkt eingenommen werden. Lassen Sie Medikamente auf keinen Fall offen liegen, sodass andere Pflegebedürftige Zugriff darauf haben.

Da wir alle nur Menschen sind, können uns trotzdem Fehler passieren. Wenn Sie z. B. einem Kunden die Tabletten eines anderen verabreichen, müssen Sie das melden! Schauen Sie, falls Sie es nicht wissen, sofort nach, was Sie der Person an Tabletten oder Tropfen verabreicht haben. Meistens ist das nicht so tragisch. Es gibt aber auch Fälle, in denen die Wirkung nicht erforderlicher Medikamente lebensbedrohlich werden kann. Kontaktieren Sie sofort einen Arzt!

STERBEN UND TOD – STÄNDIGE BEGLEITER

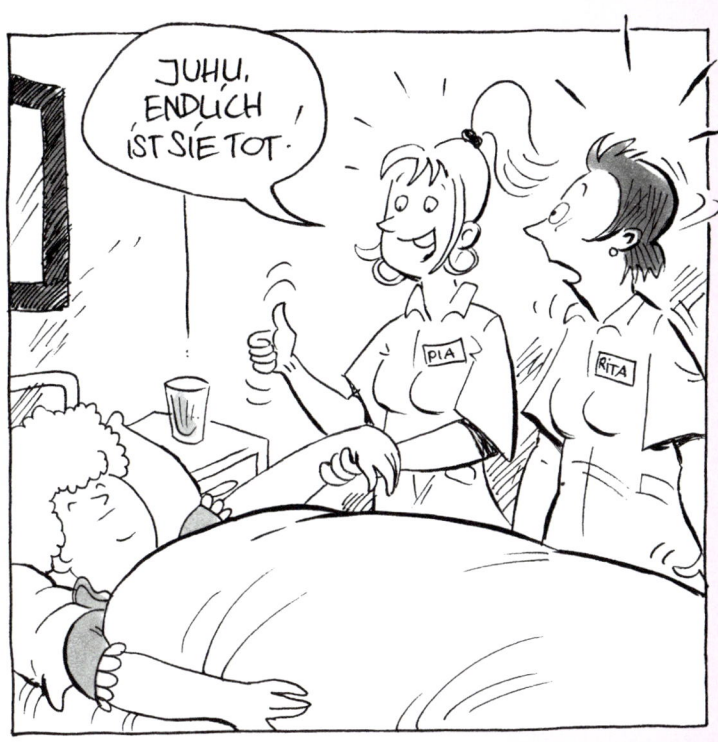

Gestorben wird morgen –
Heute haben wir keine Zeit!

Was wünschen Sie sich für Ihr eigenes Sterben? – Sicherlich möchten Sie keine Schmerzen haben, sich in Ihrer gewohnten Umgebung befinden und nicht allein sein.

In unseren Pflegeheimen und Krankenhäusern sterben sehr viele Menschen und es kommt oft genug vor, dass sie den letzten Weg in ihrem Leben allein gehen müssen. Wenn sie Glück haben, setzen sich Angehörige ans Bett, um ihre Hand zu halten. Aber nicht jeder hat eine Familie. Einige Angehörige trauen sich auch nicht zu, am Sterbebett eines geliebten Familienmitgliedes zu sitzen. In solchen Fällen müssen die Pflegekräfte diese Aufgabe übernehmen. Das Dabeisein, die Begleitung der sterbenden Person, ist genauso wichtig, wie sie zu lagern, zu säubern oder ihr Tabletten zu verabreichen. Leider ist es uns nicht immer möglich, Menschen beim Sterben zu begleiten. Sterben ist ein Prozess und kann lange dauern.

Welche Pflegeperson hat im Praxisalltag die Möglichkeit, sich Zeit für einen sterbenden Menschen zu nehmen? Ich möchte Ihnen eine meiner Erfahrungen mitteilen.

Ich arbeitete in einem Alten- und Pflegeheim. An diesem Tag hatte ich einen langen Spätdienst, war also von 20.30 bis 22.00 Uhr allein auf einem Wohnbereich mit etwa 35 Bewohnern. Die Kolleginnen aus dem Frühdienst teilten mir bei der Übergabe mit, dass Frau Mayer sicherlich bald sterben würde. Die Angehörigen wurden darüber informiert, wollten aber erst wieder benachrichtigt werden, wenn die Frau verstorben sei.

Der Dienst war sehr stressig, aber ich versuchte, möglichst oft zu Frau Mayer ins Zimmer zu gehen. Neben der pflegerischen Versorgung war es mir kaum möglich, mich zu der Seniorin zu setzen, um einfach bei ihr zu sein. Das Telefon läutete, die anderen Bewohner klingelten und die Medikamente mussten verteilt werden. Ich verzichtete auf meine Pause, aber die gewonnenen Minuten gingen für andere Pflegetätigkeiten drauf.

Um ca. 21.30 Uhr habe ich noch einen Bewohner ins Bett gebracht und bin danach wieder zu der sterbenden Frau gegangen. Mir fiel auf, dass sie nicht mehr atmete. Ich hielt ihre Hand, die noch ganz warm, aber doch leblos war. Sie musste allein gehen, meine Hand habe ich ihr zu spät gereicht. Ich war sehr traurig, wütend und voller Selbstzweifel. Auch Angst kam hinzu, weil sie die erste Tote war, die ich nun allein versorgen musste.

Ich lief so schnell ich konnte auf einen anderen Wohnbereich und fragte eine Kollegin, ob sie für mich noch einen Bewohner ins Bett bringen und die Spätmedikation und Spätmahlzeiten verteilen könnte. Sie war aber selbst völlig überlastet und wusste nicht, wie sie ihre Aufgaben meistern sollte. Auch die Pflegekraft auf dem anderen

Wohnbereich konnte mir nicht helfen. Die anderen Kollegen waren schon nach Hause gegangen. Und nun stand ich da mit der Verstorbenen und 34 Bewohnern, die auf meine Hilfe angewiesen waren. Es musste ja irgendwie weitergehen.

Zuerst ging ich zu einem Bewohner, der ins Bett wollte, und teilte ihm mit, dass er heute etwas länger wach bleiben müsse, da es einen Notfall gab. Zum Glück zeigte er dafür Verständnis. Dann rief ich den Arzt an, damit dieser den Tod feststellen konnte, danach die Angehörigen der Verstorbenen und dann noch die Pflegedienstleitung, die schon längst zu Hause war. Diese wollte nämlich über jeden Todesfall sofort informiert werden. Danach verteilte ich schnell die Medikamente und die Spätmahlzeiten.

Und dann kam endlich die Nachtwache. Anstatt mir sofort zu helfen, wollte sie erst mal eine Übergabe von mir haben. Ich schaute sie verdutzt an und wusste, dass ich keinerlei Unterstützung von ihr bekommen würde.

Also gab ich ihr die nötigsten Informationen vom Spätdienst. Sie ging dann auf einen anderen Wohnbereich, um sich die nächste Übergabe abzuholen, und ich hetzte weiter. Ich stand gerade bei Frau Mayer im Zimmer, als auch schon der Arzt hereinkam. Er tat seine Pflicht und verabschiedete sich sehr schnell.

Endlich hatte ich einen Moment Zeit für die verstorbene Frau. Ich wollte doch einfach nur einen Moment trauern *dürfen und Abschied nehmen. Außerdem war es mir wichtig, die Frau in Ruhe und liebevoll zu versorgen. Das war ich ihr schuldig. Ich kramte aus irgendeinem Zimmer eine Kerze und ein kleines Kreuz hervor und stellte alles auf ihr Nachtschränkchen. Nun setzte ich mich zu ihr und entschuldigte mich für meine Nichtbegleitung auf ihrem letzten Weg. Dann wusch ich die Verstorbene und versorgte sie mit frischem Inkontinenzmaterial und einem neuen, sauberen Bettlaken. Da ich nicht wusste, was ich ihr anziehen sollte, entschied ich mich für ein hübsches Nachthemd. Ich kämmte ihr noch die Haare und versuchte, mit einer Mullbinde ihr Kinn hochzubinden. Nach einigen Fehlversuchen ließ ich es sein und legt nur ein gerolltes Handtuch unter das Kinn. Zum Schluss faltete ich ihr die Hände und legte ihr ein Bild von ihrem schon lange verstorbenen Ehemann daneben. Ich ging davon aus, dass sie es so gewollt hätte. Nachdem ich sie halb zugedeckt hatte, räumte ich das Zimmer auf, kippte das Fenster und verließ dann den Raum. Es war schon spät und ich hätte längst Feierabend gehabt. Aber dann half ich dem wartenden Bewohner noch in sein Bett und der Nachtwache beim Lagern. Nun konnte ich mich endlich der Dokumentationsarbeit zuwenden.*

Ich war etwa um 1 Uhr zu Hause und fiel kurze Zeit später todmüde ins Bett.

Wenn Sie schon einige Zeit in der Pflege arbeiten, kann ich mir gut vorstellen, dass Sie ähnliche Erfahrungen gemacht haben. Und für die meisten ist es ein schlimmes Gefühl, jemand Sterbenden allein lassen zu müssen, obwohl er nicht allein sein möchte. Man versucht, Zeit freizuschaufeln, die trotzdem nicht ausreicht. Oft macht man sich selbst Vorwürfe und hat ein schlechtes Gewissen. Dabei können die Pflegekräfte in den wenigsten Fällen etwas für die Zeitnot.

Heute arbeiten Pflegeeinrichtungen häufig mit **Seelsorgern** oder **ehrenamtlichen Sterbebegleitern** zusammen. Das kann ich nur empfehlen. Eigentlich wünsche ich mir, dass die Pflegekräfte oder Angehörigen die Senioren beim Sterben begleiten. Sie sind den alten Menschen vertraut und können am ehesten erahnen, was sich der Sterbende wünscht. Insbesondere die Pflegekräfte haben dadurch die Möglichkeit, selbst Abschied von dem Menschen zu nehmen, den sie vielleicht schon viele Jahre kennen. Aber aufgrund des wenigen Personals, fehlender oder unbeteiligter Angehöriger und der wenigen Zeit bleibt dem Pflegepersonal meist nichts anderes übrig, als Externe für die Begleitung ins Haus zu holen. Auf jeden Fall ist das die bessere Alternative, als jemanden allein sterben zu lassen. So sehe ich das zumindest. Klären Sie mit Ihrer Pflegedienstleitung, wie eine professionelle Sterbebegleitung in Ihrem Haus gewährleistet werden kann. Fragen Sie nach, ob es möglich ist, bei Sterbefällen zusätzliche Unterstützung anzufordern. Vielleicht können Kollegen oder die Pflegedienstleitung selbst einspringen. Besprechen Sie im Team Ihres Wohnbereichs, wie Sie gemeinsam die Sterbebegleitung gestalten können. Wenn alle an einem Strang ziehen, lässt sich ein Ziel besser erreichen.

Falls Sie die Sterbebegleitung ohne externe Hilfe in Ihrer Einrichtung gewährleisten müssen, rate ich Ihnen Folgendes:

Empfehlenswerte Verhaltensweisen für eine würdevolle Sterbebegleitung

⊙ Besprechen Sie möglichst zu Pflegebeginn mit den Angehörigen, ob sie bei der Sterbebegleitung dabei sein möchten. Fragen Sie bei den Angehörigen auch nach, ob diese zu jeder Zeit über den Zustand des Sterbenden informiert werden möchten.

⊙ Gestalten Sie Angehörigen, die an der Sterbebegleitung teilhaben möchten, den Aufenthalt so angenehm wie möglich. Stellen Sie Sitzmöglichkeiten zur Verfügung und bieten Sie Getränke und Speisen an, sofern dies das Haus erlaubt. Bieten Sie Unterstützung und gehen Sie bei Bedarf kommunikativ auf die Angehörigen ein. Einige möchten über den Sterbeprozess sprechen oder getröstet werden, andere möchten vielleicht lieber allein und in Ruhe Abschied nehmen.

⊙ Machen Sie z. B. ein Körbchen fertig, in dem eine Kerze, Streichhölzer, eine Bibel, ein Kreuz o. Ä. liegen. Dann müssen Sie nicht erst alles zusammensuchen, wenn ein Sterbefall eintritt.

⊙ Wenn Sie die Sterbebegleitung durchführen, sollten Sie versuchen, Aufgaben zu delegieren. Wenn das nicht möglich ist, müssen Sie andere Arbeiten liegen lassen. Dann muss ein Bewohner nun einmal später ins Bett gebracht werden oder auf seine Dusche verzichten.

• •

Machen Sie sich keine Vorwürfe, wenn Sie die Sterbebegleitung nicht so durchführen können, wie Sie es sich eigentlich vorgestellt haben. Sie haben sicherlich Ihr Bestes gegeben und können nichts dafür, dass die Rahmenbedingungen in der Pflege keine professionelle und humane Sterbebegleitung zulassen. Besuchen Sie, wenn möglich, Schulungen und Fortbildungen zu dem Thema. Das gibt Ihnen bestimmt Sicherheit und hilft, den Prozess der Sterbebegleitung ruhiger und gelassener begleiten zu können.

Sie können sich nun gern selber Gedanken machen, wie Sie die Sterbebegleitung in Ihrer Einrichtung optimieren können. Ihnen fällt sicherlich noch etwas ein.

Sterbebegleitung –
Der eine kann es, der andere nicht!

Es gibt Pflegende, die über sich sagen, dass Sie Sterbende nicht begleiten und Verstorbene nicht versorgen können. Das sollte man ernst nehmen. Jeder, der sich entscheidet, in der Pflege tätig zu werden, weiß, dass er früher oder später mit dem Thema Tod konfrontiert werden wird. In der Praxis wird jedoch die Gewissheit zur Realität. Wenn man vorher z. B. nie eine Leiche gesehen hat, kann einem ein Sterbefall stark zusetzen. Andere wiederum kommen sehr gut mit Sterbefällen zurecht. Das hat in meinen Augen nichts mit Kompetenz oder Inkompetenz zu tun.

 Wenn Ihnen die Begleitung Sterbender schwerfällt, hat das nichts mit Inkompetenz zu tun.

Jede Pflegekraft kann einige Arbeiten gut und andere weniger gut erledigen. Eine Pflegende, die sich mit der Sterbebegleitung schwertut, kann vielleicht stattdessen sehr durchdachte Pflegeplanungen schreiben. Ich bin der Meinung, dass es in erster Linie Aufgabe der Leitungen ist, besondere Fähigkeiten, aber auch Schwächen der Mitarbeiter, zu erkennen. Entsprechend sollten die Pflegenden in der Praxis eingesetzt werden. Es muss nicht jeder alle Arbeiten optimal beherrschen. Unterstützen Sie sich gegenseitig im Team. Wenn Sie wissen, dass jemand

Probleme mit einer Aufgabe hat, bieten Sie ihm Ihre Hilfe an. Und wenn Sie sich nicht zutrauen, die Sterbebegleitung durchzuführen, bitten Sie eine Kollegin darum, die das sehr gut kann. Aufgrund der Personalzusammensetzung und des niedrigen Personalstandes wird das nicht immer funktionieren, aber versuchen Sie es zumindest! Das tut Ihnen, dem Team und auch der Pflegequalität sicherlich gut.

Wenn Sie einmal in die Situation kommen, jemanden auf seinem letzten Lebensweg zu begleiten, sollten Sie fachlich fit sein. Es reicht nicht aus, sich auf die Aussagen und Verordnungen des behandelnden Arztes zu verlassen. Es gibt Ärzte, die verstehen etwas von Palliativversorgung, und ebenso gibt es welche, die es nicht tun. Sie sind bei dem Sterbenden und können am besten einschätzen, was er braucht oder nicht braucht. Das müssen Sie dem Arzt kommunizieren, was nicht immer einfach ist. Bleiben Sie jedoch hartnäckig und setzen Sie sich für Ihren hilfebedürftigen Kunden ein.

> Sie sind das Sprachrohr für sterbende Menschen. Setzten Sie sich für seine Wünsche und Bedürfnisse ein!

Sterbende reagieren in der letzten Lebensphase recht unterschiedlich. Damit meine ich die Finalphase, also etwa die letzten drei Tage vor dem Eintritt des Todes. Das macht die

Sterbebegleitung so anspruchsvoll. Sie müssen in der Lage sein, Pflegeprobleme frühzeitig zu erkennen, um adäquat darauf reagieren zu können. Sie müssen sich auf jeden und jedes Pflegeproblem, besser gesagt, jedes Anzeichen der Finalphase, einstellen können.

Zu den typischen Anzeichen der Finalphase habe ich empfehlenswerte Pflegemaßnahmen formuliert, die sicherlich ergänzt werden können und auf den jeweiligen Patienten abgestimmt werden müssen.

Beispiele für Pflegemaßnahmen in der Finalphase

Anzeichen	Beispiele für Pflegemaßnahmen
Angst	✔ Nähe anbieten ✔ Angehörige fragen, ob sie zeitweise bei dem Pflegebedürftigen bleiben können ✔ Rituale ermöglichen, z. B. Kerze anzünden, Pfarrer hinzubitten, beten, Lieblingsmusik hören lassen ✔ Sterbenden möglichst in der gewohnten Umgebung lassen
Müdigkeit und lange Schlafphasen	✔ Für Ruhe sorgen ✔ Schlaf ermöglichen ✔ Pflegerische Interventionen nur durchführen, wenn unbedingt notwendig ✔ Pausen bei der pflegerischen Versorgung einlegen ✔ Anstrengungen vermeiden oder gering halten

Anzeichen	Beispiele für Pflegemaßnahmen
Reduzierte oder veränderte Wahrnehmung	✔ Orientierung in allen Bereichen geben ✔ Pflegemaßnahmen o. Ä. deutlich ankündigen
Ablehnung von Nahrung und Flüssigkeit	✔ Ablehnung akzeptieren ✔ Wunschkost sowie Lieblingsessen und -getränke anbieten ✔ Speisen hübsch anrichten ✔ Kleine Portionen und leichte Kost anbieten ✔ Aspirationsprophylaxe durchführen ✔ Infusionen zur Flüssigkeitszufuhr kritisch überdenken
Reduzierte Urinausscheidung	✔ Akzeptieren ✔ Intimpflege nur, wenn notwendig
Atembeschwerden, z. B. veränderter Atemrhythmus (Cheyn-Stokesche-Atmung) oder Rasselgeräusche	✔ Medikamentöse Therapie ✔ Oberkörperhochlagerung/ Seitenlagerung ✔ Für frische Luft sorgen ✔ Absaugen nur in Ausnahmefällen
Niedriger Blutdruck	✔ Akzeptieren
Schwacher Puls	✔ Akzeptieren
Erhöhtes Kälteempfinden	✔ Warme Kleidung und Decken anbieten ✔ Körnerkissen anbieten ✔ Warme Getränke reichen
Starkes Schwitzen	✔ Dünne Decken und Kleidung anbieten ✔ Kühle Getränke reichen ✔ Für frische Luft sorgen ✔ Wäschewechsel und Waschungen ✔ Erfrischende Hautpflege anbieten

Anzeichen	Beispiele für Pflegemaßnahmen
Marmorierung der Extremitäten	✔ Akzeptieren ✔ Nur das Nötigste der Dekubitus-prophylaxe durchführen
Ausgeprägtes Mund-Nasen-Dreieck	✔ Akzeptieren
Schmerzen	✔ Schmerzmedikamente verabreichen ✔ Dosis gegebenenfalls erhöhen bzw. anpassen ✔ Beobachtung von Schmerz und Schmerzverlauf

Sie sollten beachten, dass diese Anzeichen auch außerhalb der Finalphase auftreten können. Wenn z. B. jemand müde ist und sein Mittagessen verweigert, heißt das natürlich nicht, dass er in den nächsten Stunden sterben wird. Erst ein Zusammenspiel von verschiedenen Faktoren kann ein Zeichen dafür sein, dass der Kunde sich am Lebensende befindet.

Das A und O ist, dass Sie die Anzeichen bei jeder Person individuell deuten müssen. Und das ist nicht immer einfach, vor allem nicht, wenn Ihnen die praktische Erfahrung mit sterbenden Menschen fehlt. Wenn Sie sich unsicher fühlen, rate ich Ihnen, sich mit anderen Fachkräften auszutauschen.

Am besten unterhalten Sie sich mit Pflegenden, die sich mit der Sterbebegleitung sehr gut auskennen. Vielleicht haben Sie auch Personal mit einer Palliativ-Care-Ausbildung in Ihrem Haus. Diese können Sie natürlich auch hinzuziehen. Ihre Pflegedienstleitung und auch der behandelnde Arzt sollten Ihnen in solchen Fällen zur Seite stehen.

Ihnen ist bestimmt aufgefallen, dass ich bei den Pflegemaßnahmen des Öfteren „akzeptieren" geschrieben habe. Die Begleitung eines Sterbenden unterscheidet sich wesentlich von
der Pflege älterer Menschen mit gesundheitlichen Einschränkungen. Wir führen bei körperlich und geistig beeinträchtigten
Personen **aktivierende Pflege** durch, d. h., wir versuchen die
Patienten dazu zu bringen, selbst aktiv zu bleiben, z. B. durch
die eigenständige Durchführung von Pflegemaßnahmen.
Dadurch soll auch Folgeerkrankungen vorgebeugt werden.
In der **Palliativversorgung** liegen die Schwerpunkte anders.
Unser Ziel ist es nicht, zu heilen, sondern den Menschen zur
Seite zu stehen und das Sterben möglichst ohne Leid zu er-
möglichen. Dabei ist es wichtig, Anzeichen, die zum Sterben
einfach dazugehören, zu akzeptieren. Das fällt einigen Pflege-
kräften nicht leicht, weil sich das Pflegeziel wesentlich ändert.
Aber es ist wichtig, den Sterbeprozess richtig zu begleiten.

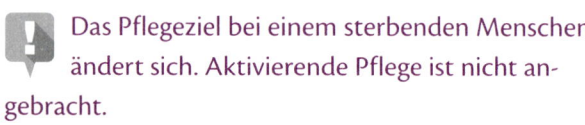

Das Pflegeziel bei einem sterbenden Menschen
ändert sich. Aktivierende Pflege ist nicht angebracht.

Wenn Sie bisher noch keine Erfahrungen mit Sterben und Tod
gemacht haben, rate ich Ihnen, sich mit dem Thema möglichst
bald auseinanderzusetzen und diese Situationen nicht zu vermeiden. Manchmal braucht es ein bisschen Routine, bis eine
gewisse Sicherheit im Umgang mit Sterben und Tod entsteht.
Dazu schildere ich Ihnen eines meiner Erlebnisse.

In meinem zweiten Ausbildungsjahr mussten wir für einige Wochen ein Praktikum im Krankenhaus absolvieren. Ich freute mich riesig und wollte unbedingt auf der Onkologie, also der Krebsstation, eingesetzt werden. Ich suchte die Herausforderung und wollte möglichst viel lernen.

Voller Elan ging ich zu meiner ersten Schicht. Es traf mich jedoch sehr, all die Menschen, teils sogar junge, zu sehen, die um ihr Leben kämpfen mussten. Am liebsten hätte ich die Station schon nach nur einem Tag gewechselt, aber ich riss mich zusammen und trat natürlich meinen nächsten Dienst an.

Nach etwa einer Woche war es dann so weit. Meine Kollegen und ich saßen gerade bei der Übergabe im Dienstzimmer. Eine Pflegerin kam herein und teilte uns mit, dass Herr Werner verstorben sei. Der Mann war ungefähr 50 Jahre alt. Eine examinierte Pflegekraft fragte mich, ob ich schon einmal einen Verstorbenen gesehen und versorgt hätte. Ich verneinte beides. Dann bot sie mir an, sie bei der Versorgung des Verstorbenen zu unterstützen. Ich sagte Ja, ohne vorher darüber nachgedacht zu haben.

Und dann ging es auch schon los. Mit einem mulmigen Gefühl begleitete ich meine nette Kollegin in das Patientenzimmer. Und da lag er. Ich konnte erst gar nicht glauben, dass er tot sei. Ich habe mir Tote immer anders vorgestellt, aber Herr Werner sah so aus, als würde er schlafen. Die Pflegende sagte zu mir, ich solle hier stehen bleiben, sie

müsse kurz weg. Ich weiß nicht, wie lange ich da stand
und den Mann anschaute, um zu realisieren, dass ich
zum ersten Mal im Leben eine Leiche sah.

Plötzlich stand eine junge Frau vor der Tür. Sie fing laut an,
zu weinen, und schrie: „Nein, nein!" Dann fragte sie mich,
ob ihr Vater wirklich tot sei. Bevor ich antworten konnte,
kam eine andere Fachkraft, um die Frau zu beruhigen. Ich
war so erleichtert, dass ich mich mit der Tochter des Ver-
storbenen nicht unterhalten musste. Denn ich war zu sehr
damit beschäftigt, meine eigenen Gedanken und Gefühle
zu sortieren. Die andere Fachkraft kam mit Pflegeutensi-
lien wieder ins Zimmer und entschuldigte sich, dass sie die
Tochter von Herrn Werner nicht hatte abfangen können.

Dann war der Zeitpunkt gekommen, zu dem ich zum
ersten Mal eine Leiche anfasste. Ich durfte nämlich bei
der Waschung behilflich sein. Es war ein komisches Gefühl,
die leblosen Körperteile zu berühren, zu halten und zu
waschen. Als die Tätigkeit abgeschlossen war, durfte ich
eine kurze Pause machen. Ich hatte ein paar Minuten nur
für mich. Das tat sehr gut.

Als der Dienst zu Ende war und ich zu Hause ankam, ließ
ich das Erlebte Revue passieren. Meinen Eltern erzählte
ich alles bis ins kleinste Detail. Das half mir sehr, das
Geschehene zu verarbeiten. Mir ging es damit sehr gut.
Leider war es so, dass an den neun Folgetagen, an denen
ich auf der Onkologie arbeiten musste, zehn weitere

Patienten verstarben. Ich war natürlich nicht immer dabei, habe aber teils bei der Versorgung helfen müssen. Ich musste auch einige Leichen mit der Liege in den Leichenkeller bringen, der sich im Krankenhaus befand. Um dahin zu gelangen, musste ich einen alten Aufzug nutzen. Der blieb ab und zu stecken, da die Bahre so lang war und immer vor den Türsensor stieß. Ich weiß nicht, ob der Aufzug defekt war oder einfach fehlkonstruiert. Diese Momente, allein mit einer Leiche in einem Aufzug gefangen zu sein, waren schrecklich für mich, auch wenn es immer nur einige Sekunden dauerte, bis der Lift weiterfuhr. Seitdem fahre ich ungern mit Aufzügen, auch wenn keine Leiche dabei ist.

Die Tatsache, dass so viele Menschen in einer kurzen Zeitspanne verstorben sind, überforderte mich. In den nächsten drei Wochen dachte ich sehr viel über den Tod und das Sterben nach. Auch die eigene Sterblichkeit wurde mir immer bewusster.

Die Praktikumszeit im Krankenhaus war absolut schwer für mich und ich hatte das Gefühl, in ein Loch voll mit negativen Gedanken gefallen zu sein. Gespräche mit meiner Familie, aber auch mit Freunden und Kollegen, konnten mir helfen, dem Loch zu entfliehen. Wahrscheinlich brauchte ich diese tiefe Auseinandersetzung, um mit dem Sterben und dem Tod anderer zurechtzukommen. Seitdem fühle ich mich gefestigter und weiß, dass das Leben begrenzt ist. Manche gehen früh, andere spät. So ist das Leben. Und auch wir als Pflegekräfte können dem Schicksal keinen Strich durch die Rechnung machen. Wir müssen es annehmen, wie es kommt, und sollten stets versuchen, das Beste aus dem Leben zu machen – sei es unser eigenes oder ein anderes.

Es ist nicht so, dass mich Sterbefälle kaltlassen, aber ich kann damit umgehen. Und so macht jede Pflegekraft ihre eigenen Erfahrungen. Sie sollten versuchen, einen Weg zu finden, mit dem Sterben und dem Tod zurechtzukommen. Das ist nicht immer einfach und einige Pflegende haben nicht das Glück, einen Sterbenden begleiten zu können, ohne selbst darunter zu leiden. Also sollten diese, wenn möglich, nicht dafür eingesetzt werden. Das ist weder Arbeitsverweigerung noch Faulheit.

Ich finde es sehr wichtig, Auszubildende auf die Konfrontation mit dem Tod gut vorzubereiten. In unserer Ausbildung hatten wir, leider ziemlich zum Schluss, ein Sterbeseminar. Das fand außerhalb der Schule statt und ging über einige Tage. Für mich war es hilfreich. Ich hätte mir jedoch gewünscht, schon im ersten Ausbildungsjahr an diesem Seminar teilnehmen zu können. Eine Vorbereitung reicht jedoch nicht aus. Es müssen in der Ausbildungsstätte in regelmäßigen Abständen Reflexionen stattfinden.

Doch nicht nur die Schüler brauchen das Angebot psychischer Unterstützung, auch Pflegehelfer, Alltagsbegleiter und examiniertes Personal. Alle erleben sterbende Menschen und nicht jeder kommt gut damit zurecht. Es muss in Einrichtungen mindestens eine Person geben, welche die Pflegenden emotional auffangen kann. Das wird leider viel zu selten in der Praxis angeboten.

> ❗ Der Umgang mit Sterben und Tod muss in Pflegeschulen und Pflegeeinrichtungen thematisiert werden. Pflegekräfte müssen Unterstützung erfahren, um sich auf das Thema einstellen und Erlebtes verarbeiten zu können.

Es gibt einige Einrichtungen, die sich des Themas **Sterbebegleitung** gut angenommen haben. Sie haben Palliativstationen in ihrem Haus etabliert und achten darauf, dass die Pflegebedürftigen in Würde sterben dürfen. Der Stellenschlüssel ist darauf ausgerichtet und zudem müssen die Pflegenden eine gewisse Anzahl an Schulungen zur Palliativversorgung nachweisen.

Es gibt aber auch schwarze Schafe unter den Palliativbereichen. Einige Institutionen nutzen den Pflegeschwerpunkt als Aushängeschild für ihr Haus. Die Pflege ist an und für sich aber nicht anders als auf anderen Wohnbereichen. Ich finde es eine Frechheit, wenn mit professioneller Sterbebegleitung geworben wird, die es im Endeffekt gar nicht gibt. Ich kann nur hoffen, dass die Pflegekräfte und auch die Angehörigen die Augen offen halten und sich genau informieren, wie die spezielle Pflege konkret aussieht, bevor sie ihren Verwandten dort unterbringen oder dort anfangen, zu arbeiten.

Der Umgang mit dem Tod – Muss ich immer traurig sein?

Eine Altenpflegeschülerin fragte mich einmal unter vier Augen: *„Frau Triebsch, vor Kurzem ist eine Bewohnerin auf unserem Wohnbereich verstorben. Ehrlich gesagt, habe ich mich darüber gefreut, da es ihr so schlecht ging. Ist das okay oder muss ich immer traurig sein, wenn jemand geht?"*

Ich war etwas verdutzt, so eine Frage wurde mir bis dahin noch nie gestellt. Auch ich habe in der Praxis Situationen erlebt, in denen ich froh war, wenn ein pflegebedürftiger Mensch nach langer Krankheit den letzten Lebensweg bestritten hatte. Traurig war ich in dem Moment nicht. Ich habe mir jedoch nie die Frage gestellt, ob es in Ordnung ist, keine Trauer zu empfinden. Ich antwortete auf die Frage der Auszubildenden: *„Vielleicht ist es gut, wenn Sie nicht bei jedem Todesfall mittrauern. Ich denke, viele andere Pflegekräfte sind ebenfalls froh, wenn jemand durch den Tod erlöst wird."*

Die junge Frau wirkte sichtlich beruhigt.

 Pflegende müssen nicht immer traurig sein, wenn ein Kunde verstirbt.

Ich bin der Meinung, dass wir Pflegenden sehr viele Emotionen empfinden können, wenn uns ein Kunde verlässt. Diese Emotionen können sich von Sterbefall zu Sterbefall ganz unterschiedlich äußern. Wir können, wie schon gesagt, manchmal froh über die Erlösung eines alten Menschen sein, aber auch Gefühle wie Trauer, Angst vor der eigenen Sterblichkeit oder Wut, weil Sie sich nicht verabschieden konnten, können auftreten. Wir können uns ebenso hilflos oder ohnmächtig fühlen, weil wir den Sterbeprozess nicht stoppen können.

Als in meinem ersten Praktikum ein Bewohner verstorben ist, wurde das bei der Übergabe der Nachtwache nur kurz erwähnt. Die Kollegen sagten nichts dazu. Ich hatte den Bewohner nur 2-mal zu Gesicht bekommen und wusste auch nicht, warum er gestorben ist. Aber ich war damals maßlos enttäuscht von den Mitarbeitern, dass sie noch nicht einmal den Anstand besaßen, ein paar nette Worte über den Verstorbenen zu äußern. Außerdem fühlte ich mich sehr traurig. Der alte Mann tat mir einfach nur leid, da er fast unauffällig von dieser Welt hatte gehen müssen. Es kamen an dem Tag sehr viele Emotionen in mir hoch. Und das ist auch gut so. Jedes einzelne Gefühl war Ausdruck meiner eigenen Person, meiner Werte und Einstellung zu Leben und Tod. Was soll daran falsch sein? Genauso ist es auch, wenn man nicht trauert. Es steht nirgends geschrieben, dass getrauert werden muss. Wenn Sie das Gefühl haben, glücklich zu sein, dann wird es wohl in diesem Moment das richtige Gefühl für Sie sein, dafür brauchen Sie sich nicht zu rechtfertigen oder zu schämen.

Ich finde es ganz wichtig, **die eigenen Emotionen wahrzunehmen**. Durch Zeitmangel, Stress und vielleicht auch jahrelange Routine besteht die Gefahr, dass diese Eigenwahrnehmung verloren gegangen ist. Man funktioniert einfach nur noch. Auf Dauer ist das für das seelische Gleichgewicht nicht von Vorteil.

Versuchen Sie, Ihre Gefühlslage regelmäßig wahrzunehmen und dazu zu stehen.

Gefühle, die von einem selbst nicht wahr- oder ernst genommen werden, brodeln wie ein Vulkan vor sich hin. Irgendwann wird dieser Vulkan ausbrechen und alle verdeckten Emotionen schießen heraus. Und dann können Sie Ihren Burn-out oder Ihre Depression bei einem Psychologen behandeln lassen. Beugen Sie dem bitte vor und stehen Sie zu sich. Es ist wichtig, seine Gefühle zu zeigen und rauszulassen. Wenn Sie froh über die Erlösung eines Menschen sind, dann lächeln Sie. Wenn Sie wütend auf das Schicksal sind, dann schreien Sie ein paar Mal ganz laut. Und wenn Sie traurig sind, dann weinen Sie. Das tut gut. Sie brauchen ein Ventil. Echte Gefühle zeigen zu können, ist ein Zeichen dafür, dass Sie authentisch sind.

Ich möchte an dieser Stelle auch auf die **Trauer oder Nicht-Trauer der Mitbewohner und Angehörigen** eingehen. Vor allem die **Mitbewohner** werden beim Abschiednehmen oft vernachlässigt. Stellen Sie sich vor, dass Sie mit 80 Jahren in einem Altenheim mit Menschen in einer ähnlichen Lebenssituation leben. Sie kennen diese Personen nun schon mehrere Jahre und verbringen jeden Tag viele Stunden mit diesen. Meinen Sie nicht, dass es angebracht wäre, Ihnen die Möglichkeit zu geben, Abschied von einem Leidensgenossen oder gar Freund zu nehmen?

Geben Sie Bewohnern die Möglichkeit, sich von Sterbenden und Verstorbenen zu verabschieden.

Ich habe vor einiger Zeit aus geschäftlichen Gründen ein Hospiz besucht. Da kam das Thema auf, wie die Mitbewohner Abschied von Sterbenden und Verstorbenen nehmen können. Dort wird es folgendermaßen gehandhabt: Wenn sich eine Person in der Finalphase befindet, dürfen die Mitbewohner, wenn Sie denn wollen, Abschied von dieser nehmen. Das ist natürlich nur möglich, wenn die Angehörigen und Pflegenden den Eindruck haben, dass es dem Sterbenden recht ist. Wenn der Tod eingetreten ist, wird in dem Aufenthaltsraum eine Kerze angezündet. Daneben liegt ein Buch, in dem Pflege- kräfte, Angehörige und auch die Mitbewohner Sprüche, Ge- schichten oder Zitate in Gedenken an den Verstorbenen no- tieren können. Die Mitbewohner haben auch die Möglichkeit, den Leichnam im nett hergerichteten Aufbahrungszimmer zu besuchen. Ich finde diese Vorgehensweise sehr schön und würde mich freuen, wenn sich vor allem die Altenpflege- einrichtungen etwas davon abschauen würden.

Bei der **Trauerarbeit mit Angehörigen** von Verstorbenen sehe ich ebenfalls Optimierungsbedarf. Angehörige, wenn denn vorhanden und anwesend, reagieren recht unterschiedlich auf den Verlust von Familienmitgliedern. Ich finde es nicht in Ordnung, diese zu verurteilen, wenn sie nicht traurig sind oder ihre Trauer nicht zeigen können oder möchten. Sie kennen wahrscheinlich nur im Ansatz die Lebensgeschichte der Familie und können nicht beurteilen, wie tief die Bindung zwischen den Familienmitgliedern ist, geschweige denn, ob die Haltung der Angehörigen an- oder unangemessen ist.

Versuchen Sie, die Reaktionen der Verbliebenen auf den Tod des Verstorbenen zu akzeptieren. Sie werden ihren Grund haben, warum sie so fühlen, wie sie fühlen. Ihre Aufgabe ist es nun, professionell auf die Gefühle einzugehen. Das ist Ihr Job – ob Sie das in dem Moment wollen oder nicht.

Sie haben einen großen Vorteil, wenn Sie sich gut und schnell in andere Menschen hineinversetzen können. Es ist wichtig, die Gefühle der Angehörigen zu erfassen. Diese können teils deutlich erkannt, in anderen Fällen nur erahnt, werden.

• •

Empfehlenswerte Verhaltensweisen zum Umgang mit Hinterbliebenen

◉ **Wenn ein Angehöriger recht gut mit der Situation zurechtkommt**, haben Sie es leicht. Geben Sie ihm die notwendigen Informationen, wie z. B. über die Möglichkeiten des Abschiednehmens, und bieten Sie ihm Ihre Hilfe und Unterstützung an. Klären Sie den Angehörigen zudem über die nächsten Schritte auf, die Sie und gegebenenfalls er selbst einleiten müssen.

⊙ **Wenn Sie eine verdeckte oder offensichtliche Trauer bei einem Angehörigen erkennen**, müssen Sie um einiges einfühlsamer vorgehen. Zeigen Sie zu Beginn Ihr Mitgefühl, wenn es denn vorhanden ist. Bieten Sie ihm ein Getränk und eine Sitzmöglichkeit an einem möglichst ruhigen Ort an. Versuchen Sie, herauszufinden, ob er über die Situation sprechen möchte. Vielleicht möchte er auch wissen, wie der Sterbeprozess verlief. Beantworten Sie die Fragen einfühlsam. Wenn der Angehörige möchte, kann er zu dem Leichnam gehen, um Abschied zu nehmen. Fragen Sie ihn, ob Sie ihn begleiten sollen. Im Vorfeld sollte der Raum natürlich schön hergerichtet und die Leiche gegebenenfalls versorgt worden sein. Sorgen Sie für die nötige Ruhe und Ungestörtheit, wenn die Person allein im Zimmer bleiben möchte. Erst später können Sie über formale Dinge und die nächsten Schritte sprechen, wenn Sie meinen, dass der richtige Zeitpunkt gekommen ist.

• •

Für Pflegekräfte ist der Umgang mit Angehörigen in solchen Situationen nicht immer einfach und kann einem ziemlich viel abverlangen. Mit Empathie und Selbstsicherheit funktioniert das in der Regel jedoch recht gut. Wenn Sie einige Male die Hinterbliebenen betreut haben, wird es Ihnen sicherlich auch etwas leichter fallen. Junge Pflegende und Auszubildende sollten versuchen, erfahrene Mitarbeiter zu begleiten. Das ist meistens die beste Möglichkeit, einen guten Umgang mit solch schwierigen Situationen zu lernen.

Wenn man Angst vor Leichen hat

Wenn man im Leben zum ersten Mal eine Leiche zu Gesicht bekommt, ist das ein ungewohntes Gefühl. Das ist ganz normal, da wir nicht wissen, wie ein Leichnam aussieht, riecht und sich anfühlt. Es ist eine neue Erfahrung für uns, einen toten Menschen zu sehen. Es konfrontiert uns mit der eigenen Sterblichkeit. Der Gedanke daran ist nicht immer einfach auszuhalten. Außerdem werden Leichen oft mit Krankheit, Ansteckungsgefahr und Leichengift in Verbindung gebracht. Dann ist es von unserem Körper eine logische Schlussfolgerung, mit einem distanzierten Verhalten oder gar Abwehr zu reagieren. Verstorbene sind aber nicht giftig und machen uns auch nicht krank. Sie brauchen also keine Angst zu haben.

Wenn Sie noch nie einen Leichnam versorgt haben, macht es Sinn, mit einer erfahrenen Pflegekraft mitzugehen. Das reduziert Ihr Unwohlsein und Sie können Fragen stellen. Schauen Sie sich den Toten erst einmal nur an. In den meisten Fällen sehen diese zufrieden aus, so als würden sie schlafen. Wenn Sie es sich zutrauen, können Sie ihn einmal anfassen. Vielleicht ist er noch warm oder auch schon kühl. Sofern Sie gut mit der Situation zurechtkommen, können Sie bei der Versorgung des Verstorbenen behilflich sein. Es ist immer besser, diese Aufgabe mit zwei Pflegekräften zu erledigen, allein schon, weil ein Leichnam natürlich in keiner Weise mithelfen und die Versorgung dadurch ziemlich anstrengend sein kann. Bevor ich Ihnen aufzeige, wie Sie bei der Versorgung vorgehen, sollten

Sie wissen, dass ein verstorbener Mensch Geräusche von sich geben kann. Wenn Sie die Person drehen, kann es zu einer Sauerstoffentweichung der Lungen kommen. Dabei kann man sich sehr erschrecken. Auch Urin- oder Stuhlverlust ist bei Verstorbenen völlig normal.

Die Versorgung sollte möglichst zeitig nach dem Todeseintritt erfolgen, denn schon nach einigen Stunden kann die Totenstarre eintreten. Dazu möchte ich Ihnen einige Leitschritte an die Hand geben.

Leitschritte zur Versorgung von Leichnamen

Vorbereitung

⊙ Der Leichnam sollte sich in einem Einzelzimmer oder im Abschiedsraum befinden.

⊙ Wenn Angehörige da sind, können Sie diese fragen, ob sie Ihnen bei der Versorgung behilflich sein wollen.

⊙ Klären Sie vorher mit dem Arzt, welche Maßnahmen durchgeführt werden dürfen. Wenn von einem natürlichen Tod ausgegangen werden kann, können Sie in der Regel nach Standard vorgehen. Von einem unnatürlichen Tod wird gesprochen, wenn dieser durch äußere Einflüsse, wie z. B. Suizid, Unfall oder Gewalt, eingetreten ist.

Durchführung

⊙ Schließen Sie dem Verstorbenen sanft die Augen.

⊙ Setzen Sie ihm, wenn möglich, das gereinigte Gebiss ein.

⊙ Wenn Sie möchten, können Sie dem Verstorbenen das Gesicht mit kühlem Wasser waschen. Sie benötigen keinen Waschzusatz. Diese Waschung wird eher aus ritueller Hinsicht durchgeführt, weniger zur Reinigung. Führen Sie Ihre Bewegungen sanft aus, ohne Druck.

⊙ Entfernen Sie Infusionen, Katheder u. Ä. Wunden oder offene Stellen sollten mit Verbandmaterial versorgt werden.

⊙ Bei Bedarf sollten Sie den Intimbereich des Verstorbenen reinigen. Versorgen Sie ihn anschließend mit frischem Inkontinenzmaterial.

- Ziehen Sie ihm etwas an, was leicht zu entkleiden ist. Falls der Arzt noch nicht da war, wird er den Verstorbenen wieder ganz ausziehen müssen. Im Normalfall zieht der Bestatter dem Leichnam die endgültige Kleidung an. Ein hübsches Nachthemd oder ein T-Shirt reichen also erst mal aus.

- Decken Sie den Leichnam mit einer leichten Decke bis zum Bauch zu. Die Hände liegen auf der Decke. Sie werden heutzutage nicht mehr gefaltet. Die Arme sollten nah am Körper liegen.

- Lagern Sie den Oberkörper leicht erhöht. Dies verhindert Verfärbungen am Kopf.

- Binden Sie das Kinn nicht hoch. Es reicht, wenn Sie ein kleines Handtuch zusammenrollen und unter das Kinn legen.

- Kämmen Sie dem Leichnam vorsichtig die Haare.

- Schmuck können Sie am Körper belassen. Dokumentieren Sie jedoch, welchen Schmuck der Verstorbene trägt.

Nachbereitung

- Räumen Sie das Zimmer auf und entfernen Sie alle Pflegeutensilien.

- Stellen Sie die Heizung ab und lüften Sie den Raum.

- Stellen Sie einen Stuhl neben das Bett, damit es sich Abschied nehmende Personen bequem machen können.

- Richten Sie das Nachtschränkchen hübsch her, z. B. mit einer Kerze, einem Kreuz, Blumen oder Bildern.

- Verschließen Sie den Raum, wenn keine Angehörigen oder Trauernden mehr Abschied nehmen wollen.

Bei allen Maßnahmen ist natürlich die Würde des Verstorbenen zu beachten. Ein respektvoller Umgang sollte selbstverständlich sein. Dazu gehört auch die Wahrung der Intimsphäre.

 Ein Leichnam ist stets mit Würde zu versorgen.

Wenn Sie einen Verstorbenen, wie oben beschrieben, versorgt haben, kann das ziemlich anstrengend für Körper und Seele gewesen sein. Tun Sie danach etwas, das Ihnen guttut. Sprechen Sie mit Kollegen über das Erlebte, machen Sie eine kurze Pause, gehen Sie nach dem Dienst joggen oder mit Ihrem Partner ins Kino. Das haben Sie sich verdient.

Wenn Sie die Versorgung schon mehrmals durchgeführt haben, lässt das Unwohlsein oder sogar die Angst meistens nach. Wenn Sie weiterhin Probleme damit haben, können Sie sich z. B. an Ihren Vorgesetzten wenden. Vielleicht kann der Ihnen die Angst durch Gespräche nehmen. Falls das nicht helfen sollte, macht es Sinn, dass Sie diese Tätigkeit nicht mehr ausführen. Es bringt niemandem etwas, wenn Sie sich immer wieder dazu zwingen müssen und darunter leiden.

DOKUMENTATIONS-WAHN IN DER PFLEGE

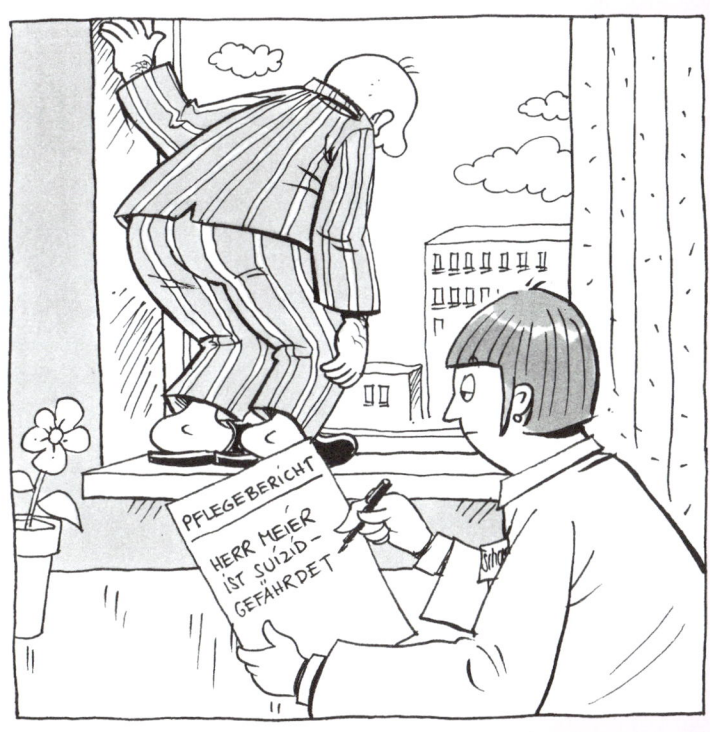

Die Pflegeplanung, die niemand liest

In diesem Kapitel kommen wir zum lästigen Thema **Pflege-planung**. Es freut mich, dass Sie dieses Kapitel nicht über-springen, und ich hoffe, dass es auch so bleibt.

Ich kenne kaum jemanden, der gern Pflegeplanungen schreibt. Mir persönlich macht es Spaß, da ich mit der Pflegeplanung schwarz auf weiß in der Hand habe, was ich tagtäglich tue. Wenn ich die Maßnahmen niederschreibe, wird mir immer wieder bewusst, wieviel ich bei meiner Arbeit leiste. Aber allein dieser Grund verleitet mich natürlich nicht ausschließlich dazu, eine Pflegeplanung zu schreiben. Es gibt zahlreiche andere Gründe, warum ich mich stundenlang hinsetze, um eine ausführliche und praxistaugliche Planung zu formulieren.

• •

Neun gute Gründe für eine gründliche Pflegeplanung

1. Sie sind dazu verpflichtet!
2. Die Pflegeplanung ist für eine höhere Pflegeeinstufung eines Kunden relevant.
3. Der MDK und die Heimaufsicht können damit zufriedengestellt werden.
4. Kollegen, vor allem neuen Mitarbeitern, kann dadurch die Arbeit erleichtert werden.
5. Das Team kann einheitlich arbeiten.
6. Es wird ersichtlich, ob Pflegeziele erreicht werden.

7. Die Pflegeplanung zu schreiben, bedeutet professionelles Arbeiten.
8. Sie sichern sich rechtlich ab.
9. Sie können Ressourcen des Pflegebedürftigen besser nutzen.

• •

Sicherlich fällt Ihnen auch noch ein Argument ein. Gründe, die für eine Pflegeplanung sprechen, haben wir also genug. Aber warum schreiben Pflegekräfte keine Pflegeplanung oder tun dies nur ungern? Ich gehe davon aus, dass der **Zeitfaktor** eine große Rolle spielt. Es kommt immer wieder vor, dass Pflegende die Pflegeplanungen zu Hause schreiben müssen, da Sie es bei der Arbeit nicht geschafft haben und der Arbeitgeber es nicht erlaubt, Überstunden dafür aufzubauen. Es ist natürlich nicht in Ordnung, wenn das Gute-Nacht-Lied für das Kind, das Hemdenbügeln für den Mann oder die 80. Geburtstagsfeier der Schwiegermutter dafür büßen müssen. Sie haben ein Privatleben und das ist gut so und muss auch unbedingt so bleiben, sonst sind andere Probleme vorprogrammiert.

Ein weiterer Punkt, warum sich Pflegekräfte mit dem Thema so schwer tun, ist, dass sie nicht wissen, **wie sie eine korrekte Pflegeplanung schreiben** sollen. Der Lehrer in der Schule hat bestimmte Anforderungen, die Pflegedienstleitung hat andere und die Dozentin bei der Fortbildung setzt wieder andere Kriterien. Dazu kommen noch die Kollegen, die anderer Meinung sind. Und Sie stehen da und wissen gar nichts mehr, also lassen Sie es mit der Pflegeplanung lieber komplett sein.

Das Wichtigste, was Sie bei der Schreibarbeit beachtet müssen, ist, dass Sie den roten Faden nicht aus den Augen verlieren dürfen. Die Pflegeplanung muss in sich stimmig sein und einen logischen Aufbau haben. Dabei ist es egal, ob Sie auf Papier oder am PC schreiben, Ressourcen und Probleme in einer Spalte oder getrennt voneinander notieren oder die Maßnahmen chronologisch als Handlungsablauf strukturieren.

 Beachten Sie beim Schreiben einer Pflegeplanung den roten Faden.

Während des Schreibens müssen Sie immer vor Augen haben, ob die Informationen, die Sie formulieren, verständlich sind. Stellen Sie sich vor, dass ein neuer Mitarbeiter den Bewohner Herrn Wagner im Frühdienst versorgen muss. Dabei soll er nur mithilfe der Pflegeplanung wissen, was bei Herrn Wagner zu tun ist. Das ist nicht immer einfach, weil einige Pflegemaßnahmen für Sie selbstverständlich sind oder Sie diese sogar unbewusst erledigen. Das Problem ist, dass Ihre Kollegen nicht mit der Pflegeplanung arbeiten können, wenn Sie nicht alle Maßnahmen konkret und verständlich niederschreiben. Somit landet diese in der Nebenakte und all die Mühe war umsonst. Achten Sie darauf, durchdachte Sätze zu formulieren, und überprüfen Sie, ob das Ziel zum Problem passt und es durch die formulierten Maßnahmen tatsächlich erreicht werden kann. Dazu ein Beispiel aus der Praxis:

Falsche Pflegeplanung am Beispiel „Hören"

Problem/Ressource	Ziel	Maßnahme
Bewohner hört schlecht	Bewohner trägt die Hörgeräte	Laut sprechen

Dies ist ein typisches Beispiel aus der Praxis. Verschiedene Probleme werden kombiniert und wenn Sie nun überprüfen, ob dies in sich stimmig ist, verneinen Sie hoffentlich.

Richtige Pflegeplanung am Beispiel „Hören"

Problem/Ressource	Ziel	Maßnahme
Hörvermögen altersbedingt vermindert Vergisst aufgrund der Demenz, Hörgeräte einzusetzen	Trägt Hörgeräte täglich von 8.00 bis 20.00 Uhr	Um 8.00 Uhr Herrn W. daran erinnern, die Hörgeräte einzusetzen Um 20.00 Uhr Herrn W. daran erinnern, die Hörgeräte zu entfernen

So ist die Pflegeplanung logisch und jeder weiß, was zu tun ist.

Ein wichtiger Grund, warum Sie alle Maßnahmen aufführen sollten, ist, dass die Pflegeplanung für die Pflegeeinstufung herangezogen wird. Wenn nicht ersichtlich ist, dass Sie bei Herrn Wagner nachts mindestens 5-mal die Inkontinenzeinlage anbringen müssen, da er diese ständig entfernt, wird dies für die Gutachter in aller Regel auch nicht von Ihnen durchgeführt. Also gibt es anstatt der Pflegestufe II nur die Pflegestufe I. Und wenn das bei all Ihren Bewohnern auf dem Wohnbereich so läuft, dürfen Sie sich nicht beschweren, wenn Sie zu wenig Personal haben. Ein Stück weit sind Sie also selbst für die Mitarbeiterquote in Ihrem Hause verantwortlich.

 Pflegeplanungen sind für die Einordnung der Pflegestufen wichtig.

Also nehmen Sie das Thema Pflegeplanung ernst und schreiben Sie diese, auch wenn Sie manchmal nicht recht wissen, wie Sie sie schreiben und woher Sie die Zeit nehmen sollen. Wie sagt so schön ein altes Sprichwort: Übung macht den Meister! Und lassen Sie sich vor allem nicht von 20 verschiedenen Meinungen zu dem Thema irritieren. Es reicht, wenn Sie die Punkte beachten, die ich Ihnen mitgeteilt habe. Es gibt Pflegedienstleitungen, die den Pflegenden wöchentlich extra Dokumentationsstunden zusprechen. Das ist sehr zuvorkommend und zu befürworten. Sie sollten die Zeit dann auch zusätzlich für Dokumentationsarbeit nutzen.

Ich werde immer wieder gefragt, wann eine Pflegeplanung evaluiert, also überprüft und aktualisiert werden muss. Da gibt es nur eine Antwort – immer. Sie müssen die Planung und alle anderen Formulare stets aktuell halten. Wenn Sie nur alle drei Monate evaluieren, weil Ihre Wohnbereichsleitung es gesagt hat, werden Sie nicht mehr Herr des Papierhaufens.

 Halten Sie die Pflegeplanungen und anderen Dokumentationen stets auf dem aktuellen Stand!

Nutzen Sie Übergabegespräche, um z. B. eine neue Ressource von Herrn Wagner einzupflegen. Warten Sie nicht bis zum nächsten Evaluationstermin, bis dahin haben Sie die Ressource vielleicht längst vergessen.

Sie werden sicherlich denken, dass Sie viel zu viel dokumentieren müssen und zu wenig Zeit für den Bewohner haben. Ja, das mag so sein, aber das ist Ihr Job, vor allem als Fachkraft. Vor einigen Jahren war es wahrscheinlich noch üblich, dass examiniertes Personal mit den Patienten Mensch-ärgere-dich-nicht® gespielt oder die Bereichsküche geputzt hat. Die Zeiten haben sich jedoch geändert. Diese Aufgaben sollten andere Mitarbeiter übernehmen. Sie haben Wichtigeres zu tun, ob Sie wollen oder nicht. Und wenn Sie sich zu sehr darüber aufregen oder gar darunter leiden, sollten Sie sich vielleicht überlegen, in einem anderen Bereich, z. B. in der Seniorenbeschäftigung, tätig zu werden.

Der Pflegebericht – Das kommt rein!

Für jeden Bewohner wird ein **Pflegebericht** angelegt und fortlaufend von den Pflegekräften geführt. Alles, was für den Patienten, für Sie, Ihre Kollegen sowie andere Berufsgruppen relevant ist, wird dort dokumentiert. Dazu gehören z. B. Abweichungen von der Pflegeplanung, Wünsche des Pflegebedürftigen oder Arztvisiten.

Achten Sie darauf, dass Sie Themen nicht doppelt oder 3-fach dokumentieren. Diagnosen, Medikamente und auch pflegerische Maßnahmen, die Sie tagtäglich durchführen, stehen an einer anderen Stelle des Dokumentationssystems. Sie müssen schon genug schreiben, also halsen Sie sich nicht noch mehr Arbeit auf.

Es bringt auch nichts, wenn Sie einfach nur schreiben „Bewohner geht es gut" oder „nichts Besonderes". Ich habe schon viele Pflegeberichte in den unterschiedlichsten Heimen gelesen und ich bin darüber erstaunt, an wie vielen Tagen hintereinander solche Sätze geschrieben wurden. Das führt dazu, dass die Pflegekräfte keinen Sinn mehr darin sehen, Ihre wertvolle Zeit für das Lesen von Pflegeberichten zu opfern.

Dieses Problem der Floskelschreiberei wird häufig durch die Pflegedienstleitungen verschuldet. In vielen Einrichtungen müssen die Pflegekräfte jeden Tag oder sogar in jeder Schicht bei allen Bewohnern etwas schreiben. Natürlich passiert nicht in jedem Dienst etwas Wichtiges, was unbedingt im Pflegebericht stehen muss. Die Regelung ist in meinen Augen völliger Quatsch.

Pflegedienstleitungen ist es freigestellt, welche Intervalle sie zum Schreiben von Pflegeberichten festlegen. Wichtig ist, dass die Regelmäßigkeit gegeben ist. Es ist an und für sich in Ordnung, wenn Sie ein paar Tage nichts schreiben. An anderen Tagen, z. B. bei einer Veränderung des Gesundheitszustandes, müssen Sie stattdessen mehrmals täglich dokumentieren. Pflegekräfte sollten Spielraum haben und selbst entscheiden, was wichtig ist, aufzuschreiben, und was eben nicht. Diese Kompetenz sollte man ihnen zusprechen.

 Es macht keinen Sinn, jeden Tag etwas in den Pflegebericht zu schreiben.

Zum Teil kann ich die Pflegedienstleitungen jedoch verstehen. Es gibt tatsächlich Berichte, in denen wochenlang, ja sogar über Monate, keine Neuigkeit vermerkt wurde. Das geht natürlich auch nicht. Wenn Sie einen Kunden eine Woche lang beobachten, werden Sie sicherlich Veränderungen in der Stimmung, im Verhalten o. Ä. bemerken. Meiner Meinung nach sollte **mindestens einmal in der Woche etwas dokumentiert** werden, schon allein aus dem Grund, um den Kunden nicht aus den Augen zu verlieren.

Ein weiterer Punkt, den Sie beim Berichteschreiben unbedingt beachten sollten, ist, dass Verläufe erkennbar sein müssen. Das heißt, dass z. B. ein Zustand über einen gewissen Zeitraum beobachtet und dokumentiert wird, wie das folgende Beispiel zeigt.

Beispiel für einen korrekten Pflegebericht

Datum/Uhrzeit	Pflegebericht
Dienstag, 05.01.2016	
20.10 Uhr	Frau Ludwig hat außen am rechten kleinen Zeh eine stecknadelkopfgroße Rötung. Fingertest negativ. Vermutlich liegt es an den neuen Hausschuhen, die sie heute zum ersten Mal trug. Bitte morgen früh die Tochter informieren, dass sie die Schuhe umtauschen soll.
Mittwoch, 06.01.2016	
4.00 Uhr	Die Rötung am rechten kleinen Zeh ist weiterhin vorhanden.
9.25 Uhr	Die Rötung am rechten kleinen Zeh ist nicht mehr vorhanden. Sie trägt heute ihre alten Hausschuhe. Die Tochter wurde telefonisch informiert, die neuen Hausschuhe umzutauschen. Sie bringt diese am Nachmittag.
17.35 Uhr	Die Tochter hat die Hausschuhe umgetauscht und neue vorbeigebracht. Frau Ludwig trägt nun die neuen Hausschuhe. Bitte beobachten, ob Sie damit zurechtkommt. Zudem auf den Hautzustand der Füße achten.
Donnerstag, 07.01.2016	
14.10 Uhr	Frau Ludwig kommt nach eigener Aussage sehr gut mit ihren neuen Hausschuhen zurecht. Der Hautzustand der Füße ist intakt.

↳ *eine Möglichkeit, einen Dekubitus ersten Grades von einer Hautrötung anderer Ursache zu unterscheiden. Wenn ein Patient eine Rötung hat, können Sie mit Ihrem Finger leicht auf diese Stelle drücken. Wird die Stelle für einen kurzen Moment weiß, ist der Test negativ. Bleibt sie rot, ist er positiv. Positiv heißt in diesem Fall, dass es sich bei der Rötung um den Beginn eines Druckgeschwürs handelt.*

Anhand des Beispiels wird ersichtlich, dass der Verlauf des roten Zehs von den zuständigen Pflegepersonen bis zum Abschluss beobachtet und dokumentiert wurde. Würde in der Akte ausschließlich stehen, dass Frau Ludwig eine Rötung habe, wäre das ein Zeichen dafür, dass Sie sich des Problems nicht annehmen und nichts gegen diese Rötung tun.

 Achten Sie beim Verfassen von Pflegeberichten darauf, dass Sie …

▸ Verläufe erkennbar machen,

▸ nicht wertend formulieren,

▸ möglichst subjektive statt objektive Aussagen wählen,

▸ den Fall bzw. Zustand möglichst genau beschreiben,

▸ auf Leserlichkeit achten,

▸ verständlich schreiben,

▸ Begriffe benutzen, die alle Mitarbeiter verstehen,

▸ und Abkürzungen vermeiden!

Die folgenden Beispiele sollen Ihnen zeigen, wie Sie Inhalte eines Pflegeberichts am besten formulieren.

Beispiele für Formulierungen in Pflegeberichten

Falsch	Richtig
Bewohner hat am Po eine Rötung.	Frau A hat an der linken Gesäßhälfte mittig eine 3 x 5 cm große Rötung. Foto in der Nebenakte. Fingertest positiv. Lagerungsplan wurde angepasst (s. Lagerungsplan).
Frau B ist schlecht.	Frau B klagte heute um 7.30 Uhr beim Waschen über Übelkeit. Sie wollte im Bett bleiben und statt Brot und Kaffee, Tee und Zwieback zu sich nehmen. Um 11.00 Uhr ging es ihr nach eigener Aussage wieder gut. Sie ging in den Speisesaal und aß Gulaschsuppe. Am Nachmittag bitte nochmals fragen, wie es Frau B geht und ob ihr übel ist.
Herr C hat wenig gegessen.	Herr C hat zu Mittag drei Löffel Gulaschsuppe zu sich genommen. Er äußerte, dass er weniger zu Mittag essen wolle, da seine Frau ihm heute Nachmittag ein Stück selbst gebackenen Kuchen mitbringt. Er scheint sich darauf zu freuen.

Nutzen Sie den Pflegebericht! Es bringt nichts, wenn Sie sich die Mühe machen, zu dokumentieren, jedoch nicht damit arbeiten. Wenn Sie die Berichte korrekt und regelmäßig führen, können Sie diese gut für Ihre Übergabe an den nächsten Dienst nutzen. Sie brauchen dann kein Übergabebuch oder zahlreiche Spickzettel, die im ganzen Dienstzimmer verteilt sind.

Auch Notizen auf Ihrem Handgelenk werden überflüssig. Sammeln Sie alle aktuellen Informationen über die Patienten in den Pflegeberichten. Wenn Sie die Übergabegespräche mit diesen machen, gehen keine wichtigen Informationen verloren.

 Nutzen Sie die Pflegeberichte für Übergabegespräche!

Zudem sind Sie durch die Pflegeberichte abgesichert. Es kann Ihnen keine Kollegin vorwerfen, dass Sie eine Information nicht übergeben hätten. Sie können die Berichte Ihrer Schicht z. B. ausdrucken und von der Fachkraft der nächsten Schicht gegenzeichnen lassen. Das mag streng klingen. So vermeiden Sie jedoch Streitigkeiten und Schuldzuweisungen. Sie können nach der Übergabe beruhigt nach Hause fahren und Ihren Feierabend genießen, ohne sich Gedanken zu machen, ob Sie vergessen haben, Ihren Kollegen etwas Wichtiges mitzuteilen.

Biografieerfassung – viel Arbeit, großer Nutzen

Bei jedem Kunden wird eine **Biografie** angelegt. Das bedeutet reichlich Arbeit und es wird viel Zeit benötigt. Sie müssen die Erfassung jedoch nicht allein durchführen. Sie können den Pflegeempfänger selbst, deren Angehörige, andere Fachkräfte und Hilfspersonal um Mithilfe bitten. Natürlich wissen der Pflegebedürftige und seine Angehörigen selbst am besten, was in der Vergangenheit passierte, aber auch Sie und Ihre Kollegen werden stetig neue Informationen bekommen. Das heißt also, dass eine Biografie nie als abgeschlossen gilt. Sie kann auch noch nach zehn Jahren durch Angaben ergänzt werden.

 Biografien gelten nie als abgeschlossen. Sie können fortlaufend ergänzt werden.

Es gibt in der Literatur sehr viele Vordrucke und Leitfragen, die uns die Biografieerfassung erleichtern sollen. Oft tun sie das aber nicht. Schauen Sie deshalb ganz genau auf Ihre vorgefertigten Biografiebögen und fragen Sie sich, ob Sie damit möglichst viele Informationen bekommen können. Darum geht es! Es ist nicht am wichtigsten, die Erfassung in kürzester Zeit abzuschließen.

Planen Sie genug Zeit bei einem Kunden ein, wenn Sie zu Pflegebeginn mit dem Schreiben der Vorgeschichte anfangen.

Sie sollten keine Befragung oder Abfragung durchführen, sondern versuchen, wichtige Stationen im Leben des Menschen, Wünsche und Vorlieben, Ängste und Abneigungen im Gespräch zu erkennen.

Achten Sie darauf, wenn Sie Fragen stellen, dass sie ausführlich beantwortet werden können. Beginnen Sie also mit **offenen W-Fragen: Was? Wie? Wo? Warum? Wann? Wer?** Antworten darauf können nicht mit einem kurzen Ja oder Nein beantwortet werden, wie es bei **geschlossenen Fragen** der Fall ist.

⊙ **Offene Frage**

  Wie sind Sie mit der Situation umgegangen, als Sie krankheitsbedingt Ihren Beruf aufgeben mussten?

⊙ **Geschlossene Frage**

  Haben Sie darunter gelitten, als Sie Ihren Beruf krankheitsbedingt aufgeben mussten?

Die erste Beispielfrage lässt ein breiteres Spektrum an Antwortmöglichkeiten zu. Die Person wird durch die Fragestellung angeregt und ermutigt, mehr von sich zu erzählen. Bei der zweiten Frage wird der Mensch wahrscheinlich nur mit einem Wort antworten.

Ich habe im Rahmen meines Studiums umfangreiche Biografieerfassungen bei schwer demenziell erkrankten Menschen durchgeführt. Diese Personen hätten meine Fragen nicht mehr verstehen können. Nur durch eine gute Beobachtung konnten

Informationen ersichtlich werden. Bei einer älteren Dame wussten meine Kommilitonin und ich, dass sie als Näherin gearbeitet hat. Als wir den Alltag der Frau näher beobachteten, erkannten wir, dass sie häufig über ihre Bettdecke strich und daran zupfte. Sie schien großes Interesse an dem Material zu haben. Sie werden es nicht glauben, wie viel wir über die Menschen, allein durch Beobachtung, erfahren haben. Das hätte ich natürlich nicht in dem Umfang machen können, wie wenn ich voll in die Pflegearbeit integriert gewesen wäre. Aber man muss ja nicht gleich stundenlang beobachten. Oft reicht ein wachsames und interessiertes Auge aus, um Details zu erkennen, die in die Biografie gehören.

Neben dieser Methode zur Gewinnung von Daten haben wir Erhebungen mit den Angehörigen durchgeführt. Wir haben Leitfragen erarbeitet und uns an einem vereinbarten Termin mit den Personen in einem ruhigen Raum getroffen. Die Gespräche wurden, natürlich mit der Genehmigung des Angehörigen, aufgenommen. Im Anschluss haben wir die Interviews verschriftlicht und wichtige Informationen zusammengefasst. Auch hier gab es eine Fülle an Erkenntnissen über die pflegebedürftigen Menschen.

Danach konnten wir für die jeweiligen Kunden Maßnahmenkataloge entwickeln, die aufzeigen, wie die Pflegekräfte in bestimmten Situationen mit den zu Pflegenden individueller umgehen könnten. Beispielsweise haben wir dem Personal geraten, der Dame, die Näherin war, täglich unterschiedliche

Stoffe in die Hand zu geben. Dadurch wird ihr Tastsinn angeregt und vielleicht wäre auch eine Brücke in die Vergangenheit möglich.

Bei einer anderen Bewohnerin haben wir veranlasst, dass sie immer eine frische Blume oder eine Blumenstrauß auf ihrem Nachtisch stehen hat. Die Dame liebte ihren eigenen Garten und litt sehr darunter, dass sie wegen einer Erkrankung nicht mehr darin arbeiten konnte. Des Weiteren haben wir empfohlen, die Kommunikation auf die Pflanze zu richten, die Bewohnerin daran riechen und die Pflanze befühlen zu lassen.

Wie Sie sehen, bringt es nichts, wenn Sie die erfasste Biografie nur abheften. Das ist wie mit allen anderen Dokumentationen auch: Sie müssen damit arbeiten! Jede Pflegekraft sollte, bevor sie einen Menschen pflegt, seine Biografie durchgelesen haben. In vielen Biografien stehen relevante Infos, die Sie einfach wissen müssen, wenn Sie einen Patienten versorgen. Besonders wichtig sind Informationen über tragische Ereignisse, wie z. B. die Kriegsjahre, Vergewaltigungen oder den Verlust eines Kindes und daraus resultierende Ängste.

 Jeder Pflegende sollte die Biografien seiner Kunden gelesen haben.

Ich rate Ihnen, die wesentlichen Informationen aus der Biografie in die Pflegeplanung einzubringen. Die Pflegeplanung muss nun wirklich jeder Pflegende lesen. Ja, ich gebe Ihnen recht: Es ist viel Arbeit, bis das Grundgerüst steht. Wenn wir jedoch individuell und professionell pflegen möchten, bleibt uns diese Arbeit nicht erspart.

An und für sich macht die Biografiearbeit sehr viel Spaß und es kommt Freude auf, wenn daraus entwickelte Maßnahmen positiv bei dem Pflegeempfänger ankommen. Ein ehrliches Lächeln einer demenzkranken Seniorin, die an einer Blume riechen kann, und der zufriedene Blick einer Bewohnerin, die ein Stück Leinenstoff zwischen den Händen hält, entschädigen doch für einiges.

Kleines Kürzel – große Folgen

Ein **Kürzel** besteht in der Regel aus nur zwei Buchstaben und ist gleichzusetzen mit unserer Unterschrift. Diesem kleinen Kürzel möchte ich ein ganzes Unterkapitel zusprechen. Wir müssen uns bewusst machen, was das Kürzel zu bedeuten hat. Überlegen Sie mal, wie viele Unterschriften Sie in einem Dienst setzen. Es sind wahrscheinlich so viele, dass Sie die genaue Zahl nicht nennen können. Sie bestätigen mit den zwei Buchstaben schriftlich, dass Sie bestimmte Pflegemaßnahmen durchgeführt und Medikamente verabreicht haben – sei es per Tastendruck oder auf Papier.

Ihre Bestätigung wird nicht nach einem Tag wieder gelöscht, nein, sie wird für Jahre archiviert. Wenn also z. B. nach drei Jahren ein Pflegefehler festgestellt wird, kann durch Überprüfung der Dokumentationssysteme festgestellt werden, ob Sie dafür verantwortlich sind. Ich will Ihnen keine Angst machen, aber Sie müssen sich darüber im Klaren sein, was Sie unterschreiben.

 Ein Kürzel ist gleichzusetzen mit Ihrer Unterschrift.

Ich kenne das selbst aus dem Pflegealltag. Der Feierabend ruft und dann müssen noch alle Pflegemaßnahmen abgezeichnet werden. Das Kürzel wird einfach gesetzt, ohne weiter darüber nachzudenken. Die Kollegen zeichnen ja auch immer alles ab und außerdem leuchtet der Monitor rot auf, wenn Sie nur unter eine Sache nicht Ihr Kürzel gesetzt haben.

Wenn Sie sich die Mühe machen und nachschauen, was Sie unterschreiben, denke ich, dass Sie erstaunt und vielleicht auch erschrocken sein werden, was für Pflegemaßnahmen im Dokumentationsprogramm hinterlegt sind. Im Leistungsnachweis stehen ja oft nur Stichpunkte oder Überbegriffe der Pflegeleistung. Wenn Sie diese anklicken oder in der Akte nachschlagen, sehen Sie, dass Sie die Maßnahmen, die in der Pflegeplanung hinterlegt sind, abzeichnen. Und Pflegeplanungen sind in der Praxis nicht immer aktuell. Es wird sicherlich auch vorkommen, dass Sie bestätigen, die kompletten Pflegestandards durchgeführt zu haben. Nur kennen Sie diese vielleicht nicht einmal. Sie müssen also genau hinschauen, wofür Sie Ihre Unterschrift hergeben. Sie unterschreiben ja im privaten Umfeld auch keine Verträge, die Sie nicht durchgelesen haben.

Stellen Sie sich vor, dass Sie am Ende des Spätdienstes den Leistungsnachweis von dem Bewohner Herr Samuel abzeichnen. Weil Sie es eilig haben, unterschreiben Sie alle Maßnahmen, die im Pflegeplan hinterlegt sind, mit einem Klick. Damit unterschreiben Sie auch, dass Sie ihm beim Abendessen behilflich waren und ihm einen Joghurt als Spätmahlzeit gereicht haben. Am nächsten Tag kommen Sie wieder zum Spätdienst und die Pflegedienstleitung ruft Sie in ihr Büro. Erstaunlicherweise stehen auch die beiden

Söhne von Herrn Samuel völlig aufgebracht im Pflege-
dienstbüro. Herr Samuel hätte heute nämlich eine Magen-
Darm-Spiegelung bekommen sollen. Diese musste jedoch
abgesagt werden, da der Bewohner am gestrigen Abend
gegessen und sogar noch eine Spätmahlzeit bekommen
hat, obwohl er ab 18 Uhr nichts mehr essen sollte.
Da Herr Samuel sich nicht mehr daran erinnern konnte,
ob er am vorherigen Abend noch etwas zu sich genommen
hat, hat die Pflegedienstleitung in der Dokumentations-
mappe nachgeschaut. Und da stand, dass Sie ihm gestern
Abend das Essen gegeben haben. Somit hat die Pflegedienstleitung die Fahrer des Liegetransporters an diesem
Morgen wieder wegschicken und den Termin für die Ma-
gen-Darm-Spiegelung kurzfristig absagen müssen. Natürlich waren die Fahrer und die Mitarbeiter des Kranken-
hauses ziemlich verärgert. Die Söhne von Herrn Samuel
wollten ihrem Vater nach der Untersuchung im Krankenhaus zur Seite stehen und haben ihn dort vergebens gesucht. Sie werden von der Heimleitung gefragt, wie es
passieren konnte, dass Sie die Nahrungskarenz nicht eingehalten haben. Dabei haben Sie Herrn Samuel gar nichts
zu essen gegeben, weil Sie von der Untersuchung wussten.
Aber Sie haben Ihre Unterschrift unter die Maßnahme
gesetzt, sodass alle annehmen mussten, dass der Bewohner nicht nüchtern war. Wegen zwei kleiner Buchstaben
müssten Sie nun sicherlich mit einer Abmahnung rechnen.

Dieses Beispiel ist nicht utopisch. Es kommt immer wieder zu solchen Vorfällen. Aber nicht immer geht es so glimpflich aus. Es kann sogar passieren, dass durch eine falsche Dokumentation die Gesundheit oder gar das Leben eines Menschen gefährdet wird. Also machen Sie bitte auch beim Kürzel die Augen auf – für Ihre eigene Sicherheit und die des Kunden.

Ebenso darf es Ihnen nicht passieren, das Kürzel zu vergessen. Wenn ich mir Bewohnerakten in Einrichtungen anschaue, bin ich schockiert darüber, wie viele Lücken es gibt. Das passiert voll allem, wenn noch auf Papier dokumentiert wird. Ein Computerprogramm zeigt an, wenn ein Eintrag nicht gemacht wurde. Wenn z. B. nicht abgezeichnet ist, dass ein Senior geduscht wurde, wird er am selben Tag noch mal geduscht. Bei einer Bewohnerin wird vergessen, zu unterschreiben, dass sie ihre Bedarfsmedikation von 15 Haldol®-Janssen-Tropfen bekommen hat, weswegen sie kurze Zeit später noch mal 15 von einer Kollegin bekommt. Ich muss Ihnen nicht sagen, was dann mit der Frau passieren könnte.

Ich habe schon einige Personen sagen hören: *„Wenn man in der Pflege arbeitet, steht man mit einem Bein im Knast.“* Die Aussage finde ich etwas übertrieben, aber Sie tragen eine enorme Verantwortung für Leib und Seele Ihrer Patienten. Wenn Sie diese nicht wahrnehmen oder fahrlässig handeln, müssen nicht nur Sie darunter leiden, sondern auch Menschen, die auf Hilfe angewiesen sind. Begründungen wie *„Ich hatte keine Zeit zum Kürzeln!“* oder *„Ich habe die Pflegeplanung nicht gelesen und dachte, sie wäre aktuell!“* zählen dann nicht mehr.

Expertenstandards – Wer sind die Experten und was sind die Standards?

Keine Sorge, ich werde Sie auch in diesem Kapitel nicht mit wissenschaftlichen Texten quälen. Ganz im Gegenteil: Ich möchte versuchen, Ihnen die Expertenstandards auf verständliche Art und Weise näherzubringen. Sofern Sie nämlich kein wissenschaftliches Studium abgeschlossen haben, werden Sie diese Standards vermutlich nur schwer verstehen. Das ist nicht böse gemeint. Ich selbst habe einige Semester und viele Stunden Selbstarbeit gebraucht, um mit den Expertenstandards arbeiten zu können.

Bevor ich Ihnen diese näherbringe, werde ich im Folgenden auf die üblichen Pflegestandards eingehen. Es kommt immer wieder zu Verwirrungen **zwischen Expertenstandards** und **Pflegestandards**, obwohl sie kaum etwas miteinander zu tun haben.

Pflegestandards gibt es viele. Sicherlich haben Sie in der Ausbildung oder in Ihrer Einrichtung schon welche gelesen, z. B. zu den Themen Ganzkörperwaschung, Reinigung von Zahnprothesen oder Haarwäsche. Zu wirklich fast jedem Pflegethema gibt es einen solchen Standard. Sie zeigen meist stichpunktartig auf, wie eine Pflegehandlung oder Behandlungspflege zu erledigen ist. Hier wird die Vorbereitung, Durchführung und Nachbereitung aufgelistet, sodass jede Pflegekraft weiß, wie sie vorgehen muss.

Wenn Sie im Internet nach Pflegestandards zu einem Thema suchen, werden Sie sicherlich zahlreiche verschiedene Varianten finden. Das liegt daran, dass jeder, der möchte, Pflegestandards verfassen und veröffentlichen kann. Manchmal machen sich Pflegeleitungen die Mühe und schreiben selbst solche Standards, anstatt ein Exemplar aus dem Internet herunterzuladen. Wie dem auch sei: Die Inhalte dieser Standards sind nicht evidenzbasiert, d. h., dass sie nicht wissenschaftlich belegt sind. Es wurde also keine wissenschaftliche Untersuchung oder Überprüfung durchgeführt, ob die aufgeführten Handlungsschritte tatsächlich Erfolg versprechend oder wirtschaftlich sind. Dies wird vielleicht von den jeweiligen Verfassern behauptet, ist aber nicht schwarz auf weiß belegt. Wir haben in der Pflege mit vielen Themen zu tun, die in der Regel auf keinerlei wissenschaftlichen Befunden basieren.

 Pflegestandards sind in der Regel nicht evidenzbasiert!

Es gibt sehr wenige Menschen, die Pflegehandlungen von A bis Z hinterfragen und beleuchten. Das ist schade, denn der Pflegeberuf könnte um einiges professioneller sein, wenn es Personen gäbe, die uralte Pflegehandlungen wissenschaftlich hinterfragen und aktualisieren. Ist z. B. die Reihenfolge bei der Ganzkörperwaschung wirklich so wichtig, und wenn ja, warum? Oder: Soll die spezielle Mundpflege wirklich nur mit Tee durchgeführt werden? Was spricht dafür, was dagegen?

Beispielsweise wurde das Föhnen von Wunden auf seine Wirkung hin überprüft und wird heute zum Glück nicht mehr in der Pflegepraxis durchgeführt.

Wir müssen in der Praxis stets hinterfragen, ob eine Handlung wirklich Sinn macht. Sie können sich in vielen Fällen nicht immer auf die Literatur, Internetbeiträge oder Aussagen von Kollegen verlassen. Deren Vorgehensweisen und Wirkungen sind nicht immer eindeutig belegt, weil sie ganz einfach nie untersucht wurden.

> 💡 Halten Sie sich nicht an alle Vorgaben in Pflegestandards, die im Internet oder in Büchern stehen! Sie müssen sich die Mühe machen, alle Pflegemaßnahmen und deren Durchführung und Wirkung zu hinterfragen.

Ein **Expertenstandard** hingegen ist wissenschaftlich begründet. Ein Pflegethema wird aus verschiedenen Perspektiven untersucht. Dazu werden Daten aus dem Aus- und Inland herangezogen, aus denen fundierte Pflegemaßnahmen abgeleitet werden. Das ist alles sehr aufwändig und langwierig, weswegen es so lange dauert, bis ein Expertenstandard fertig geschrieben ist. Das **Deutsche Netzwerk für Qualitätsentwicklung in der Pflege** (DNQP) ist für die Erstellung zuständig. Die folgende Aufzählung zeigt, zu welchen Themen es bereits Expertenstandards gibt.

Expertenstandards des DNQP

- Dekubitusprophylaxe in der Pflege
- Entlassungsmanagement in der Pflege
- Schmerzmanagement in der Pflege bei akuten Schmerzen
- Schmerzmanagement in der Pflege bei chronischen Schmerzen
- Sturzprophylaxe in der Pflege
- Förderung der Harnkontinenz in der Pflege
- Pflege von Menschen mit chronischen Wunden
- Ernährungsmanagement in der Pflege

Leider gibt es noch nicht mehr Expertenstandards als zu den aufgeführten acht Themen. Man muss jedoch bedenken, dass diese Standards in regelmäßigen Abständen aktualisiert werden. Auch das bedeutet viel Arbeit für das Expertenteam des DNQP.

> Die einzelnen Expertenstandards können Sie jeweils als DIN-A4-Buch auf der Homepage des DNQP kostenpflichtig bestellen. Auszüge aus den einzelnen Büchern sind dort als PDF-Datei zum kostenlosen Download bereitgestellt.

Wenn Sie jemals einen Blick in die Bücher geworfen haben, haben Sie sie sicherlich nach kurzer Zeit wieder beiseitegelegt, weil sie von Fachbegriffen, Fremdwörtern, Statistiken und Tabellen nur so wimmeln. Das kann ich sehr gut nachvollziehen. Arbeiten Sie mit den Büchern am besten wie nachfolgend beschrieben.

Expertenstandards – einfach lesen und verstehen!

- Schauen Sie sich nur die Seiten des jeweiligen Expertenstandards an, die am Außenrand grau markiert sind. Das sind ca. 20 Seiten. Dort finden Sie ein kleines Vorwort, was Sie überfliegen können. Im Anschluss an das Vorwort ist eine Tabelle abgebildet.
- Diese Tabelle ist der eigentliche Expertenstandard. Zu Beginn wird eine Standardaussage (Zielsetzung) getroffen. Das formulierte Ziel soll durch die Umsetzung des Standards bei den Kunden erreicht werden.
- Die Tabelle gliedert sich in drei Spalten:
  Struktur (Was muss ich wissen?): Dort ist beschrieben, was eine Pflegefachkraft können und wissen sollte. Hier steht auch, dass die Einrichtung Materialien und Ressourcen zur Verfügung stellen muss, damit der Expertenstandard implementiert werden kann.
  Prozess (Was muss ich tun?): Diese Spalte zeigt auf, was eine Pflegefachkraft in der Praxis tun oder umsetzen muss.
  Ergebnis (Was soll erreicht werden?): Das Ergebnis gibt das Ziel vor, das erreicht werden soll.

- In dieser Tabelle gibt es fünf bis sechs Zeilen. Dort werden Maßnahmen dargestellt, die Sie in der Praxis umsetzen sollen. Es stehen darin keine neuen Aufgaben. Das meiste setzen Sie sicherlich schon seit Jahren in der Pflegepraxis um. Um diese fünf Maßnahmen handelt es sich in jedem der acht Expertenstandards:

Risikoerfassung: Hier geht es darum, mithilfe von Risikoerfassungsbögen Risiken bei Ihren Kunden zu erheben.

Maßnahmenplanung: Sie sollen Maßnahmen planen, um die festgelegten Ziele zu erreichen. In der Regel machen Sie das eh schon, da Sie Pflegeplanungen für Ihre Kunden schreiben.

Beratung: Sie sollen die Pflegebedürftigen und deren Angehörige über den Krankheitszustand, die geplanten Maßnahmen usw. beraten und informieren.

Arbeiten im interdisziplinären Team: Sie sind dafür verantwortlich, dass Informationen über den Kunden an Mitarbeiter aus anderen Berufsgruppen, wie z. B. an Physiotherapeuten oder Ärzte, weitergegeben werden.

Evaluation: Bei der Evaluation sollen Sie alle Maßnahmen und Arbeitsschritte auf ihren Nutzen hin überprüfen.

- Zu jeder Maßnahme bzw. jedem Kriterium, das in der Tabelle genannt wird, gibt es Erläuterungen auf den Folgeseiten. Diese enthalten wertvolle Tipps und Anregungen für Ihren Praxisalltag. Ich rate Ihnen, diese zu lesen. Dadurch können Sie sich einen guten Überblick über das jeweilige Thema verschaffen.

Es gibt kein Gesetz, dass Ihnen vorschreibt, nach den Expertenstandards zu arbeiten. Aber wenn es mal zu Schwierigkeiten kommen sollte, müssen Sie beweisen, dass Sie sich an den Expertenstandards orientiert bzw. danach gearbeitet haben.

> Setzen Sie sich mit den Standardkriterien und den jeweiligen Empfehlungen von Expertenstandards auseinander!

Als ich bei einer Pflegeveranstaltung in Berlin war, wurde zwischen Pflegenden und DNQP-Mitgliedern diskutiert, ob alle Expertenstandards eins zu eins in der Pflege umgesetzt werden müssen. Es gibt unterschiedliche Aussagen. Ich rate Ihnen: Versuchen Sie, nach den Expertenstandards zu arbeiten. Sie sollten diese, zumindest im Wesentlichen, kennen. Und geben Sie Ihr Bestes, um die genannten Kriterien zu erfüllen. Ich gehe davon aus, dass Sie professionell arbeiten möchten. Somit können Sie froh sein, wenn es Experten gibt, die Ihnen aufzeigen, was professionelle Arbeit bedeutet. Wenn Sie jedoch merken, dass Sie vereinzelte Punkte oder sogar einen ganzen Standard nicht in Ihrer Arbeit umsetzen können, dann lassen Sie es. Sie sollten es jedoch begründen können.

Eigentlich würde ich Ihnen gern sagen, dass Sie sich vertieft mit den Expertenstandards auseinandersetzen müssen. Wir erwarten von anderen Berufsgruppen auch, dass Sie nach den modernsten Techniken arbeiten und auf dem aktuellsten Stand sind. Ich erwarte z. B. von meinem Zahnarzt, dass er medizinisch auf dem aktuellsten Stand ist und weiß, wie er mich möglichst schmerzfrei behandeln kann. Von Ihnen jedoch kann ich nicht verlangen, dass Sie unter diesen schwierigen Arbeitsbedingungen auch noch Pflegeexperte sind und die pflegewissenschaftlichen Empfehlungen eins zu eins in die Praxis umsetzen. Wichtig ist mir jedoch, dass Sie sich damit auseinandersetzen. Dabei müssen und können Sie nicht alles wissen und umsetzen.

> Sie müssen kein Pflegeexperte sein. Sie sollten sich jedoch zumindest mit pflegewissenschaftlichen Themen auseinandersetzen, um auf dem aktuellsten Stand zu bleiben.

Ich habe vor einigen Jahren auch nichts mit den Expertenstandards anfangen können und habe es nicht als notwendig angesehen, mich mit solchen Themen zu beschäftigen. Die Kommunikation mit den Bewohnern u. a. war mir einfach wichtiger. Meine damalige Ansicht lag aber auch daran, dass ich den Sinn der wissenschaftlichen Arbeit nicht verstanden habe. Heute weiß ich, dass die Wissenschaft Fakten darlegen kann, die in der Praxis sehr hilfreich sein können. Manches ist sicherlich auch nicht nützlich, aber dafür hat man ja sein Urteilsvermögen und den eigenen Verstand.

Einige Pflegeeinrichtungen, meistens Leitungen oder Personen aus Qualitätszirkeln, arbeiten die Expertenstandards sehr gut auf. Sie fassen Wesentliches zusammen und geben diese Informationen an die Pflegemitarbeiter verständlich weiter. Aber nicht alle Heime machen das so. Dann sollten Sie sich selber darum kümmern. Das müssen Sie nicht von heute auf morgen tun. Aber wenn Sie sich nach und nach damit befassen, würde das die Pflegeprofessionalität sicherlich ein Stück vorantreiben. Natürlich ist eigentlich die Leitung des Hauses für die Implementierung verantwortlich. Einige schaffen es sehr gut, andere nicht. Sie sollten jedoch versuchen, egal in welcher Einrichtung Sie arbeiten, sich auf den aktuellen Stand des Pflegewissens zu bringen. Sicherlich hat man nicht immer die Lust und nötige Zeit dafür. Aber versuchen Sie es doch einfach mal.

Pflegetheorien in der Praxis

In der Ausbildung zum Altenpfleger oder Gesundheits- und Krankenpfleger lernen Sie einige Pflegetheorien kennen. Je nach Schule und Lehrer wird dieses Thema unterschiedlich intensiv behandelt. Ich kann Sie beruhigen: Sie müssen nicht jede Theorie kennen. Es reicht, wenn Sie in etwa wissen, was eine Theorie ist und nach welcher Sie in Ihrer Einrichtung arbeiten. Nur sehr wenige Pflegekräfte können auf Nachfrage sagen, welche Theorie im Haus gelebt wird. Können Sie es? Die ersten Schwierigkeiten treten bei der Begriffsbestimmung auf. Wir sprechen von Theorien oder Modellen, meinen in der Pflege aber in der Regel das Gleiche.

Pflegetheorien

↳ *schriftliche Darstellungen der Pflegepraxis. Pflegewissenschaftler versuchen, einzelne Pflegehandlungen, Pflegeprozesse oder Pflegethemen zu veranschaulichen. Pflegetheorien können uns helfen, den Pflegealltag besser zu strukturieren und Sachverhalte besser nachzuvollziehen. Sie zeigen Zusammenhänge auf und bringen Gesetzmäßigkeiten zum Vorschein.*

Nehmen wir z. B. die Pflegetheorie von Monika Krohwinkel. Die **Aktivitäten, Beziehungen und Existenziellen Erfahrungen des täglichen Lebens** (ABEDL®) geben uns eine Struktur.

Sie machen es möglich, Pflegeprobleme und Fähigkeiten klar zu gliedern. Oft sind ganze Dokumentationssysteme und sogar Lehrbücher auf diesen ABEDL® aufgebaut. Nur weil wir uns an diesem Strukturmodell orientieren, heißt das jedoch nicht, dass wir komplett nach der ganzen Theorie, also der fördernden Prozesspflege, arbeiten. Frau Krohwinkel hat eine viel größere Theorie entwickelt. Die ABEDL® sind nur ein Teilbereich. Sie hat sich auch beispielsweise mit dem Pflegeprozess oder Managementmodell auseinandergesetzt. Wenn Sie also behaupten, nach dieser Theorie zu arbeiten, sollten Sie diese zumindest grob kennen. Ihre Einrichtung müsste Unterlagen davon haben, die Sie sich anschauen sollten.

Es gibt noch viele andere Theorien und Modelle. Leider sind diese oft veraltet und nicht aus Deutschland. Es ist jedoch interessant, einen Blick darauf zu werfen. Dies ist jedoch zeitaufwändig und recht kompliziert. Als Lehrerin für Pflegeberufe hatte ich in meinen Kursen immer mal wieder Schüler, die sich sehr für Pflegetheorien interessierten und als hilfreich für die Praxis empfunden haben. Ich muss jedoch zugeben, dass der Großteil der Schüler froh war, als das Unterrichtsthema gewechselt wurde.

Wenn auch Sie sich nicht sonderlich gern mit Pflegetheorien auseinandersetzen, ist das völlig in Ordnung. Trotzdem ist es gut, wenn Sie zumindest von einigen Theorien und Theoretikern, wie z. B. Orem, Peplau oder Juchli, gehört haben.

Ich möchte dieses Kapitel nutzen, um Ihnen **den Pflegeprozess** näherzubringen, auch wenn wir hier nicht direkt von einer Pflegetheorie sprechen. Dieser Prozess ist trotzdem wichtig, da er die theoretische Basis unseres Pflegehandelns darstellt. Den Pflegeprozess, zu dem es verschiedene Modelle gibt, müssen Sie kennen. Ich werde Ihnen das meist verwendete **Sechs-Phasen-Modell** nach Fiechter und Meier vorstellen. Vielleicht kennen Sie dieses sogar.

Die einzelnen Schritte des Pflegeregelkreises erledigen Sie in Ihrer Pflegepraxis, ohne groß darüber nachzudenken. Es ist ein logischer Ablauf von Handlungen, die sich stets wiederholen. Die Darstellung des Pflegeprozesses untermauert Ihre praktische Tätigkeit und hilft Ihnen, sich zu orientieren. Er bringt die Pflegekräfte dazu, dass alle die gleiche Vorgehensweise verfolgen.

Der Pflegeregelkreis nach Fiechter und Meier (1981)

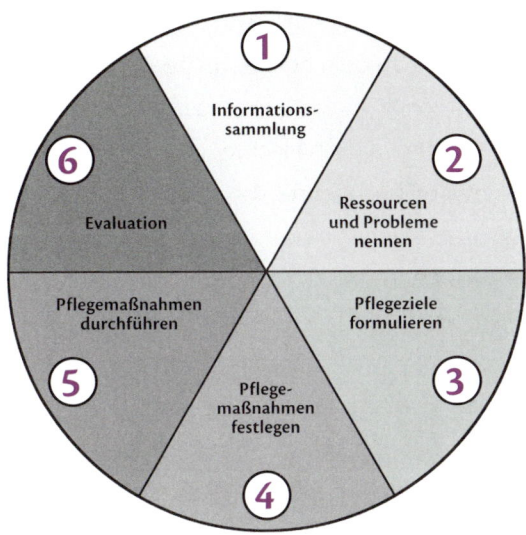

1. Informationssammlung

Das ist der erste Schritt, den Sie durchführen, wenn Sie
z. B. eine Neuaufnahme bekommen. Sie erfassen die
Biografie, Medikamente, Diagnosen, Stammdaten, Einschränkungen und Fähigkeiten in den Lebensaktivitäten,
potenzielle Pflegerisiken usw.

2. Ressourcen und Probleme nennen

Im zweiten Schritt sortieren Sie diese Fülle an Informationen. Sie beginnen, die Pflegeplanung zu schreiben.
Die erfassten Ressourcen und Probleme werden spätestens
jetzt den ABEDL® zugeordnet und analysiert.

3. Pflegeziele formulieren

Anschließend formulieren Sie die Pflegeziele, die der Kunde erreichen soll.

4. Pflegemaßnahmen festlegen

Darauf aufbauend, legen Sie die Pflegemaßnahmen fest, mit denen die Ziele erreicht werden sollen.

5. Pflegemaßnahmen durchführen

Wenn das erledigt ist, führen Sie die Maßnahmen in der Praxis durch.

6. Evaluation

Im Pflegeverlauf überprüfen Sie, ob die Ziele erreicht wurden bzw. die Maßnahmen noch aktuell sind, und schauen, ob Sie neue Informationen ergänzen können. Sie evaluieren sozusagen den gesamten Pflegeprozess.

SCHLUSSWORT

An die Fachkräfte, Pflegeassistenten, Auszubildenden und Alltagsbegleiter

Nun sind Sie am Ende dieses Buches angekommen.

Ihre Arbeit endet jedoch nicht. Ein langer und hoffentlich erfolgreicher Weg wird Ihnen bevorstehen, um die Pflegesituation in Deutschland ein Stück weit zu verbessern und um Ihren Praxisalltag so zu gestalten, dass Sie stressfreier und professioneller arbeiten können. Dazu benötigen Sie Selbstbewusstsein, Geduld und Energie. Ich hoffe, dass ich Ihnen hilfreiche Anregungen und Tipps mit auf Ihren Weg geben konnte. Es wäre ungewöhnlich, wenn Sie all Ihre Ziele reibungslos erreichen. Lassen Sie sich von Rückschlägen und vermeintlichen Sackgassen nicht verunsichern oder gar entmutigen. Sie müssen die Welt nicht verändern, auch kleine Schritte können große Erfolge erzielen. Und über diese sollten Sie stolz sein und sich freuen. Meine Wertschätzung, meinen Respekt und meinen Glauben an Sie und Ihre Leistung haben Sie schon jetzt!

An die Entscheider in der Pflege und alle, die Anforderungen an die Pflegenden stellen

Das Personal der Alten- und Gesundheits- und Krankenpflege hat in den vorherigen Kapiteln viele Tipps, Anregungen und Themen zum Nachdenken bekommen. Pflegende sind sich darüber im Klaren, dass sie ihre Arbeit reflektieren und den Rahmenbedingungen anpassen müssen, da ansonsten die Pflegequalität abnimmt. Leider steigen immer mehr Pflegekräfte aufgrund psychischer und physischer Belastungen aus dem Beruf aus oder fangen gar nicht erst mit einer Ausbildung an. Es müssen also aus dem Kern heraus Änderungen in der Pflegepraxis vorgenommen werden. Dies ist den Mitarbeitern jedoch nur begrenzt möglich. Wir können nicht dulden, dass die schlechten Rahmenbedingungen auf den Schultern der Pflegekräfte lasten und sie dabei zugrunde gehen. So sieht die Realität nämlich schon heute aus.

Im Moment ist es jedoch so, dass wir den Pflegenden, die schon lange Zeit ihr Bestes geben und ihre eigene Gesundheit für die der Patienten riskieren, als Dank weitere Steine in den Weg legen, anstatt ihnen zu helfen, wieder auf die Beine zu kommen. **Pflegedienstleitungen**, **Einrichtungsleitungen**, **Vorstände** und **Träger** erwarten immer bessere Leistungen mit weniger und unqualifizierterem Personal. Die **Heimaufsicht** und der **Medizinische Dienst der Krankenversicherung** kritisieren die Pflegearbeit und drohen mit Sanktionen oder schlechten Noten, wenn sich die Qualität nicht verbessert. **Pflegetheoretiker** fordern die Umsetzung von wissenschaftlichen Pflegestandards in der Praxis. Dabei sind sie so aufbereitet, dass sie ein Pflegender kaum verstehen kann. Auch die **Pflegeempfänger** und deren **Angehörige** fordern immer mehr Leistungen für das viele Geld, was sie zahlen müssen. Und zuletzt wundert sich die **Gesellschaft**, wie es zu diesen gravierenden Pflegefehlern kommen kann. Auf Anerkennung und Wertschätzung von den Bürgern warten Pflegende vergebens. Stattdessen werden sie gefragt, ob Altenpflege überhaupt ein richtiger Beruf ist, der erlernt werden muss.

Ich kann jeden Einzelnen, der Anforderungen an die Pflegekräfte stellt, auf eine gewisse Art und Weise verstehen. Es wird jedoch dringend Zeit, den Blick auf die gesamte Pflegesituation in Deutschland zu richten. Und dann erkennen wir, dass wir bei der **Pflege am Limit** angekommen sind. Es ist traurig, aber wahr. Folglich macht es keinen Sinn, den fleißigen Pflegenden immer mehr abzuverlangen – egal in welcher Hinsicht. Anstatt zu fordern, sollten Sie unterstützen oder zumindest Ihr Verständnis zeigen.

An die Pflegeempfänger und deren Angehörige

Seien Sie froh und dankbar, dass es Personen gibt, die Ihnen bei Krankheit und Schwäche zur Seite stehen. Sie erhalten Trost, Fürsorge, pflegerische und medizinische Hilfe. Die Pflegekräfte würden gern noch mehr für Sie leisten. Ihnen sind jedoch die Hände gebunden, worunter sie sehr leiden.

Ich weiß, Sie bezahlen viel Geld, damit Ihnen geholfen wird. Es liegt aber in erster Linie nicht an den Pflegenden, dass die Versorgung nicht optimal geleistet werden kann. Angehörige kann ich nur ermutigen, bei der Pflege mitzuwirken. Helfen Sie dem Pflegepersonal, wo es Ihnen möglich ist!

An die Pflegedienst- und Einrichtungsleitungen

Sie haben sicherlich einen schweren Beruf auszuüben. Der Pflegeberuf ist aber nicht weniger anspruchsvoll. Ihre Mitarbeiter tun dies jedoch für weniger Geld. Diese arbeiten im Schichtdienst und müssen psychische und physische Höchstleistungen erbringen. Wenn Sie Ihre Angestellten nicht hätten, könnten Sie Ihren Job nicht ausüben. Ganz sicher kennen Sie die inneren und äußeren Rahmbedingungen der Pflege gut und wissen, dass die Grundvoraussetzungen für eine sehr gute Pflege fast gegen null gehen. Natürlich kann es somit zu Pflegefehlern kommen. Anstatt Ihre Mitarbeiter zu mahnen und ihnen immer mehr abzuverlangen, wäre es sinnvoller, dankbar für die Leistungen zu sein, die sie tagtäglich erbringen. Stehen Sie hinter Ihren Pflegenden und helfen Sie ihnen!

An die externen Prüfinstanzen von Pflegeeinrichtungen

Es ist die falsche Zeit dafür, Qualitätsprüfungen durchzuführen. Eine sehr gute Pflegequalität ist in den Pflegeeinrichtungen nicht zu finden. Das wissen die Pflegenden. Sie müssen nicht in regelmäßigen Abständen darüber belehrt werden. Momentan und auch in Zukunft ist es sicherlich sinnvoller, den Pflegekräften und Leitungen der Häuser ausschließlich beratend zur Seite zu stehen, aber bitte nicht darüber, wie eine gute Pflegequalität auszusehen hat. Zeigen Sie lieber auf, wie z. B. Zeitressourcen geschaffen, gutes Personal gewonnen und gehalten oder Dokumentationsarbeiten so gering wie möglich bleiben können. Wenn Sie zu diesen Punkten hilfreiche Anregungen geben, wird sich folglich auch die Pflegequalität verbessern. Sie erwarten von einem Reiter, ein Turnier zu gewinnen, obwohl noch nicht einmal ein Sattel gekauft wurde.

An die Pflegelehrer und Schulleitungen

Die Pflegelehrer sind es, die den Auszubildenden das nötige Werkzeug an die Hand geben, um korrekt pflegen zu können. Es sollte jedoch Werkzeug sein, mit dem die Schüler in der Praxis arbeiten können. Was bringt Ihnen ein Schraubenzieher, wenn Sie einen Baum fällen wollen? Natürlich müssen Sie sich an den Lehrbüchern orientieren und den Schülern vermitteln, wie professionelle Pflege auszusehen hat. Genauso wichtig ist es aber auch, den Praxisbezug herzustellen. Passen Sie Ihren

Unterricht an die Gegebenheiten der Pflegepraxis an. Wenn Sie das tun, können die zukünftigen Fachkräfte besser auf die anspruchsvollen Anforderungen, die im Berufsalltag an sie gestellt werden, eingehen. Bieten Sie zudem ausreichend Reflexionsgespräche an und lassen Sie die Schüler von ihren Erlebnissen aus der Praxis berichten. Sie brauchen Rückhalt und Raum, um über die schwierige Pflegesituation zu sprechen.

An die Bürger

Vielleicht sind Sie nicht auf Pflege angewiesen. Die Chancen stehen jedoch hoch, dass Sie oder einer Ihrer Angehörigen in Zukunft Unterstützung bei den Lebensaktivitäten benötigen wird. Sie werden sicherlich schon von vereinzelten Pflegefehlern aus der Presse gelesen oder gehört haben. Ja, diese Missstände gibt es, mal mehr, mal weniger dramatisch. Das ist schlimm. Es bringt jedoch nichts, die Pflegenden zu beschimpfen und zu meinen, sie würden ihre Arbeit generell schlecht verrichten. Sicherlich gibt es auch schwarze Schafe unter ihnen, so wie in jedem Beruf. Die meisten Pflegekräfte geben jedoch mehr als 100 Prozent ihrer Arbeitskraft. Die Ursache, dass es zum Nachlassen der Pflegequalität kommt, liegt woanders. Schon allein aus eigenem Interesse sollten Sie sich die Mühe machen, sich mit den Zusammenhängen in der Pflege zu beschäftigen. Wenn Ihnen eine gute Versorgung im Alter wichtig ist, dann sollten Sie sogar so weit gehen, sich zu engagieren. Tun Sie etwas dafür, dass die Pflegekräfte die Möglichkeit haben, professionell zu pflegen. Sie haben verschiedene Möglichkeiten. Sie könnten z. B. ehrenamtlich in einem Pflegeheim arbeiten und den Pflegekräften behilflich sein. Suchen Sie, wenn möglich, für Ihre Angehörigen oder für sich selbst Pflegeinstitutionen aus, die eine wertschätzende Haltung den Pflegekräften gegenüber zeigen. Unterstützen Sie keine Einrichtungen, die nur auf Profit aus sind. Meiden Sie Pflegeheime und -dienste, die ihren Stellenschlüssel möglichst gering halten, weniger qualifiziertes Personal einsetzen und generell ihre Angestellten geringschätzend bezahlen. Zudem können Sie in Ihrer Kommune aktiv werden und Pflegethemen aufgreifen. Gehen Sie wählen und achten Sie dabei auf die Aussagen der Parteien bezüglich der Maßnahmen zu Verbesserung der Pflegesituation. Sie können so viel unternehmen, Sie müssen es nur wollen.

Und noch eine kleine Anmerkung für diejenigen, die es noch nicht wissen: Altenpflege ist ein Beruf, der drei Jahre erlernt werden muss. Die Ausbildung endet mit einer theoretischen, praktischen und mündlichen Prüfung. Erst nach erfolgreichem Bestehen dürfen sich die Auszubildenden examinierte Pflegefachkräfte nennen.

An die Politiker

Und nun möchte ich natürlich noch einige Worte an die Politiker unseres Landes richten. Sie stehen beruflich zwar nicht direkt mit der Pflegepraxis in Kontakt, haben aber eine Position, in der Sie die Pflegesituation gänzlich erfassen können und sollten. Auf der Metaebene ist es Ihnen möglich, Zusammenhänge zu erkennen und zu verstehen. Sie wissen also ziemlich genau wie die Pflegerealität aussieht. Es ist immer wieder die Rede davon, dass dringend etwas gegen den Pflegenotstand getan werden muss. Aber was ist dieses „Etwas"? Und wer genau muss dieses „Etwas" tun?

Ich bin der Überzeugung, dass alle in Deutschland lebenden Personen etwas gegen die schwierige Pflegesituation tun können und müssen. Dies habe ich in diesem Buch erläutert. Aber Sie, liebe Politiker, müssen doch auch aktiv werden und große, effektive Schritte einleiten. Ich sehe nur kleine Änderungen, welche die Symptomebene betreffen.

Wie lange wollen Sie noch warten? Müssen die Pflegekräfte erst ihre Arbeit niederlegen oder viele Menschen aufgrund von Pflegefehlern sterben? Ist die Situation nicht schon schlimm genug?

Natürlich gibt es viele anderen Themen, wofür Sie sich einsetzen müssen, weil Deutschland auch andere Baustellen außer der Pflege hat. Es kann jedoch nicht angehen, dass dieses Thema immer am Rande steht. Pflege muss ein politischer Kernpunkt werden, mit dem Ziel, bewohner- anstatt gewinnorientiert pflegen zu können. Dazu bedarf es unbedingt der Überarbeitung und Regelung bezüglich des Personalschlüssels, der Fachkraftquote und der Höhe des Gehalts von Pflegenden.

DANKSAGUNG

An dieser Stelle möchte ich mich bei den Mitarbeitern des Verlags an der Ruhr bedanken, die es mir ermöglicht haben, dieses Buch auf den Markt zu bringen.

Ich danke vor allem meinem Kind und meinem Mann, die sehr viele Stunden ohne mich auskommen mussten, damit ich mich dem Schreiben widmen konnte. Ohne die Unterstützung meiner Eltern und Schwiegereltern hätte ich meinem Wunsch, dieses Buch zu schreiben, sicherlich nicht nachkommen können.

Ich danke meiner Schwester und Gesundheits- und Krankenpflegerin Diana Meis, meiner Freundin und Pflegewissenschaftlerin Bianka Fuchs, der examinierten Altenpflegerin Vanessa Baker und meinen ehemaligen Pflegeschülern.